Travail de la Clinique des Maladies nerveuses

RECHERCHES
CLINIQUES ET ANATOMO-PATHOLOGIQUES
SUR LA
MALADIE DE PARKINSON

PAR

Le Dr Louis ALQUIER
ANCIEN INTERNE DES HOPITAUX

LIBRAIRIE MÉDICALE ET SCIENTIFIQUE
JULES ROUSSET
PARIS — 1, Rue Casimir Delavigne et 12, Rue Monsieur le Prince, — PARIS
Anciennement 36, Rue Serpente
(EN FACE LA FACULTÉ DE MÉDECINE)
1903

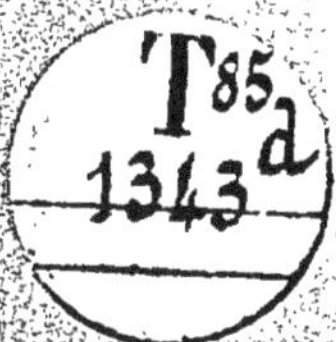

Travail de la Clinique des Maladies nerveuses

RECHERCHES CLINIQUES ET ANATOMO-PATHOLOGIQUES

SUR LA

MALADIE DE PARKINSON

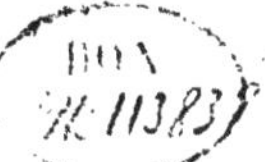

PAR

Le Dr Louis ALQUIER

ANCIEN INTERNE DES HÔPITAUX

LIBRAIRIE MÉDICALE ET SCIENTIFIQUE
JULES ROUSSET
PARIS — 1, Rue Casimir Delavigne et 12, Rue Monsieur le Prince. — PARIS
Anciennement 36, Rue Serpente
(EN FACE LA FACULTÉ DE MÉDECINE)

1903

INTRODUCTION

Ce travail est divisé en deux parties :

Première partie, Recherches cliniques. — Elles ont pour base 32 observations recueillies par nous à la clinique ou dans les salles de notre maître M. le professeur Raymond, sauf une que M. le professeur Déjerine a bien voulu nous autoriser à prendre dans son service. Nous n'avons pas cru utile de rapporter *in extenso* ces observations; nous donnons simplement, le résultat de nos recherches, sur chacun des points suivants, qui forment les quatre chapitres de cette étude : Variations du tremblement. Recherches sur la Rigidité musculaire et les Troubles qui en dépendent. Remarques sur quelques autres symptômes, Evolution et Traitement.

Deuxième partie, Recherches anatomo-pathologiques. — Dans le premier chapitre, sont réunis nos documents: observations cliniques, autopsie, étude histologique de 4 cas personnels (3 malades de M. Raymond, une de M. Déjerine), puis l'étude histologique de plusieurs nerfs et muscles, et des centres nerveux d'une Parkinsonienne, morte, l'année précédente, dans le service de M. le professeur Raymond, et qui avaient été conservés dans son Laboratoire.

Dans un deuxième chapitre, nous essayons une étude d'ensemble de ces 5 cas personnels et la critique des principaux résultats anatomo-pathologiques publiés jusqu'à ce jour.

Nous ne donnons que les indications bibliographiques absolument nécessaires à notre étude ; on trouvera l'analyse des principales publications concernant la maladie de Parkinson, dans une revue générale que nous avons publiée dans la *Gazette des Hôpitaux* (1903, n°s 68 et 71, *Pathogénie de la maladie de Parkinson).*

PREMIÈRE PARTIE

RECHERCHES CLINIQUES

CHAPITRE Ier

VARIATIONS DU TREMBLEMENT

Longtemps considéré comme le symptôme fondamental, le tremblement parkinsonien a été soigneusement décrit par les divers auteurs.

D'abord mono, hémi ou paraplégique, ou débutant par les membres supérieurs, il se généralise, d'ordinaire, plus ou moins rapidement, aux 4 membres, peut envahir le maxillaire, la langue, les peauciers de la face, voire même les cordes vocales, mais respecte, d'ordinaire, contrairement au tremblement sénile, l'ensemble de la tête.

C'est un tremblement *du repos*, contrairement au tremblement *intentionnel* de la sclérose en plaques : « consistant en oscillations rythmiques, par consé-« quent, régulières, d'amplitude modérée (intermé-« diaire entre le tremblement menu du goitre ex-« ophtalmique, et le tremblement à vastes oscilla-« tions, de la sclérose en plaques), à succession plu-

« tôt lente (4 à 7 vibrations par seconde) » (1). Il est si régulier que les tracés graphiques recueillis par Magnol (2) ont été comparés par lui à ceux qu'on obtient en enregistrant les vibrations d'un diapason. Dans les 2 cas, existent des renflements réguliers caractéristiques, manquant dans le tremblement de la pseudo-paralysie agitans, dont le tracé est irrégulier.

Charcot a signalé des mouvements propres du pouce qu'il dit spéciaux à la maladie; il semble que la main « roule une boulette, émiette du pain », « file du chanvre », selon les expressions consacrées.

En outre, on peut observer des oscillations de nature et de localisation variables : Vulpian (3) signale des alternatives d'extension et de flexion des doigts, de la main, plus rarement de l'avant-bras, des mouvements d'adduction, d'abduction, de pronation et de supination, ou la combinaison de ces diverses sortes d'oscillations; enfin, on peut observer des mouvements individuels des doigts.

M. Brissaud (4) n'admet guère que les mouvements de flexion et d'extension, la pronation, la supination, la circumduction n'étant, pour lui, guère observées.

1. GRASSET-RAUZIER. Art. *Maladie de Parkinson.* In *Traité de Médecine Brouardel-Gilbert*, t. X. p. 599.

2. MAGNOL. *Diagnostic de la Paralysie agitans vraie et de la pseudo-paralysie agitans par les tracés seuls.* Congrès de Médecine de Nancy 1896.

3. VULPIAN. *Maladies de la Moelle.* 29e leçon, p. 751.

4. BRISSAUD. *Nature et Pathogénie de la Maladie de Parkinson. Journal de Lucas Championnière.* 1894, p. 646.

Aux membres inférieurs, on observe surtout des alternatives d'extension et de flexion, le « mouvement de pédale » de Gubler : plus rarement, des mouvements d'adduction et d'abduction. Enfin, Gowers a signalé des contractions rythmiques des muscles, de la cuisse et du dos, principalement : d'autres les ont observées dans les peauciers de la face.

Toutes les oscillations sont isochrones, ce qui, d'après M. Brissaud, indique l'origine centrale du tremblement.

Ce tremblement peut être modifié par différentes causes. Suspendu pendant le sommeil, la narcose chloroformique, l'application de la bande d'Esmarch, il est souvent arrêté, ou du moins, atténué pour un moment, au début de la maladie surtout, lorsque les membres sont appuyés, ou, après un effort énergique de la volonté, l'attention le suspend un instant (Blasius) chez certains sujets, l'exagère chez d'autres : souvent, lorsqu'il cesse dans une partie du corps, il augmente ailleurs.

Les modifications qu'il éprouve lors des mouvements volontaires, ont été diversement appréciées, voici les principales opinions à ce sujet.

Pour Vulpian, il est diminué par les mouvements énergiques, tels, l'acte de serrer fortement la main, de soulever un lourd fardeau; pendant les mouvements ordinaires, il augmente souvent au début, puis revient à son allure première et y reste, pendant que s'accomplit l'acte volontaire; chez certains malades, il cesse même tout à fait, lorsque la main approche de la bouche, contrairement au tremblement de la sclérose en plaques, si bien que les malades continuent à manger et boire seuls, jusqu'à une période avancée de la maladie.

D'après Charcot, les choses se passent autrement : « Au début de la maladie, la marche, même s'il s'agit « des membres supérieurs, l'action de saisir un poids, « de le soulever, de prendre une plume et d'écrire, « un effort quelconque de la volonté, suffisent sou- « vent, à cette époque, pour suspendre le tremble- « ment. » A la période d'état : « diverses circons- « tances, naguère sans influence sur lui, à présent, « l'exagèrent. Tels sont les émotions morales, l'exer- « cice des mouvements volontaires » (1).

Pour Lereboullet et Bussard (2), tout mouvement tout effort physique l'exagère, sauf dans quelques cas, où il est intermittent, se montrant principalement au repos, pour cesser à l'occasion des mouvements volontaires.

Dans les traités de médecine, nous trouvons de nouvelles discordances. Lamy écrit, (Traité Charcot-Bouchard-Brissaud) :

« Le tremblement s'atténue, au point de disparaî- « tre, au début du mouvement, mais il se montre à nou- « veau, pendant la contraction musculaire même. »

Blocq, dans le *Manuel de Médecine*, dit qu'au con-

1. CHARCOT. *Œuvres complètes*, éd. BOURNEVILLE, t. I. p 164 et 166.

2. LEREBOULLET et BUSSARD. Art. *Paralysie agitans*. In *Dict. Dech*, 2e série, t. XX.

traire, le tremblement existe au repos, et se suspend pendant les mouvements volontaires, caractère qui, bien que non absolu, a cependant une grande importance pour le diagnostic.

MM. Grasset et Rauzier expriment, dans le *Traité Brouardel-Gilbert*, une opinion analogue à celle de Charcot : le tremblement, d'abord calmé par les mouvements, n'est plus influencé plus tard, et peut même être augmenté par eux.

Enfin, d'après M. Brissaud, sous l'influence de l'idée d'un mouvement à exécuter, les oscillations s'exagèrent : au moment de l'acte volontaire, elles cessent.

Chez le même malade, le tremblement peut varier : Charcot signale, à la période d'état, « des espèces de « crises, de paroxysmes, survenant spontanément, « sans cause appréciable » et M. Brissaud, parlant du chiffre des oscillations, les dit « variables en nom- « bre et en intensité d'un instant à l'autre : elles s'exa- « gèrent à certains jours, pendant une semaine, pen- « dant des mois. Elles sont plus accentuées le matin, « au réveil ».

En étudiant le tremblement des 32 Parkinsoniens soumis à notre examen, nous avons pu nous convaincre que chaque description différente répond à une catégorie de faits, mais que le tremblement présente des variations que nous allons indiquer; ce sont : 1° des *variations individuelles;* 2° des *différences dans l'action des mouvements sur le tremblement, variant suivant les individus et la nature du mouvement;*

3° enfin, des *variations du tremblement chez le même malade, aux différentes périodes de la maladie.*

1° VARIATIONS INDIVIDUELLES. Elles portent sur l'*amplitude* et la *rapidité*, le *sens* et la *localisation* des oscillations.

Pour apprécier l'*amplitude* et la *rapidité* des oscillations, on ne peut étudier le tremblement au repos complet, qui l'arrête parfois : il faut prier le malade de soulever ses membres, en les tenant légèrement fléchis, dans une position naturelle, afin d'éviter l'effort qui peut modifier les résultats. Enfin, il faut tenir compte de l'exagération produite, presque toujours, par l'émotion d'un premier examen, et répéter celui-ci à plusieurs reprises. C'est dans ces conditions que sont faites nos observations.

Dans 11 cas, les oscillations étaient menues et rapides comme l'indique la description classique; dans 14 autres, elles étaient plus considérables et moins fréquentes : 7 malades présentaient des oscillations lentes et amples, rappelant autant les mouvements de l'athétose, que le tremblement parkinsonien classique.

L'amplitude des oscillations n'augmente pas toujours, avec les progrès de la maladie; dans l'obs. I, le tremblement était demeuré menu, dans les jours qui ont précédé la mort; presque vibratoire chez une parkinsonienne avancée, il était ample, dans plusieurs cas, dès le début de la maladie.

Le *sens des oscillations* est surtout variable aux membres supérieurs, où l'on observe : soit des alternatives de flexion et d'extension de la main sur l'avant-bras (11 cas), soit des déplacements de ce dernier, dans le sens horizontal (5 cas), soit la combinaison des deux (15 cas). Une malade présentait la première variété, plus des mouvements de pronation et de supination.

Aux membres inférieurs, ce sont presque toujours des alternatives de flexion et d'extension des différents segments. Quatre fois seulement nous avons observé, les malades étant assis, des mouvements d'adduction et d'abduction des genoux, ou des déplacements horizontaux des pieds, dans le décubitus.

Les oscillations atteignent, le plus souvent, l'ensemble de la main ou du pied; huit fois seulement, nous avons constaté nettement le mouvement propre du pouce. Dans 7 cas, les autres doigts de la main présentaient des oscillations individuelles, ressemblant, tantôt à celles du tremblement alcoolique, bien que celui-ci ne fût pas en jeu, tantôt aux lents mouvements de l'athétose. Une fois, enfin, le gros orteil était animé de mouvements propres, lents et amples, nettement distincts du tremblement menu et rapide qui agitait le reste du pied.

Enfin, plusieurs malades présentaient, de temps à autre, dans les muscles, surtout de la fesse et de la cuisse, les contractions rythmiques signalées par Gowers; elles apparaissent soit spontanément, sous l'influence du froid, lorsque le malade vient d'être découvert, soit sous l'influence d'une excitation mécanique des muscles.

2° Variations de l'influence des mouvements volontaires, suivant les individus et la nature du mouvement. Chez 3 malades, dont 2 encore légèrement atteints par la maladie, le troisième étant beaucoup plus avancé, le tremblement était intermittent, *nul au repos, et n'apparaissant que pendant les mouvements.* Dans 8 cas, le tremblement diminuait, pendant les mouvements volontaires, quelles que soient leur nature et leur amplitude, chez 11 autres malades, le tremblement était exagéré par tous les mouvements, pendant toute la durée de ceux-ci; chez deux seulement, les mouvements ne modifiaient en rien le tremblement.

Dans les 10 autres cas, l'influence des mouvements variait suivant leur nature et leur amplitude ; 3 malades avaient remarqué que les grands efforts et les violentes secousses des membres, arrêtaient momentanément le tremblement, qui, non modifié chez deux d'entre eux, par les mouvements volontaires, s'exagérait, lors de ceux-ci, chez le troisième.

3 autres malades l'arrêtaient en portant, dans l'extension forcée, l'avant-bras, la main et les doigts, alors que les mouvements, surtout l'élévation des bras, l'augmentaient.

Dans 2 cas, l'élévation des bras seule augmentait le tremblement, qui, non modifié par les autres mouvements, chez un de ces malades, était diminué par eux chez le second.

Chez un malade, certainement non alcoolique, le tremblement s'exagérait par l'extension de la main et des doigts, qui présentaient, alors, des oscillations individuelles.

Enfin, chez une Parkinsonienne avérée (v. sa photographie *in Iconogr. de la Salpêtrière* t. XV (1902) pl. LII, fig. L et L') le tremblement, comme dans la sclérose en plaques, était exagéré par les mouvements, *surtout lorsque ceux-ci arrivaient au voisinage de leurs limites*, c'est-à-dire au moment où la flexion et l'extension étaient presque complètes; la malade secouait violemment le verre ou la cuillère qu'elle voulait porter à sa bouche, et devait, pour manger, rapprocher la tête de son assiette, afin de diminuer le trajet, de celle-ci à sa bouche.

Gowers, puis M. Brissaud (loc. cit. p. 649), ont relaté des faits analogues; pour M. Brissaud, cette particularité est rare; son existence peut embarrasser le diagnostic.

Ainsi donc, le tremblement parkinsonien peut être modifié de façon fort variable, par les mouvements volontaires. Mais, généralement, il diminue, cesse parfois complètement, lorsque les membres sont appuyés, et s'exagère, presque à coup sûr, lorsque le malade lève les bras en l'air, ou, simplement, tient les membres soulevés, sans appui, pendant quelque temps; tout effort un peu prolongé fatigue vite les malades et exagère le tremblement.

Dans une demi-douzaine de cas, nous avons pu provoquer, par la flexion brusque du pied, le *faux clonus* signalé par Oppenheim, et dû à l'exagération du tremblement. Franz (1) a montré qu'il se distingue du clonus vrai, en ce qu'il est lent et rythmique, et a son siège dans les extenseurs du pied et des orteils.

Ajoutons, enfin, que, lorsque l'écriture est tremblée, les oscillations se font toujours dans le sens horizontal, et n'existent que sur les traits verticaux, ainsi que l'ont noté Charcot et Magnol, entre autres : cela tient à ce que l'avant-bras étant appuyé, les oscillations ne peuvent plus se faire que dans le sens horizontal.

3° Variations aux diverses périodes de la maladie. — Dans 4 de nos obervations, le tremblement a débuté brusquement, 3 fois après une grande frayeur, 2 fois à la suite d'une violente discussion. Dans tous les autres cas, le début a été lent et insidieux, le malade remarquant le tremblement à l'occasion d'une fatigue, d'une émotion, en essayant d'exécuter un mouvement délicat.

La généralisation du tremblement s'effectue d'une façon fort variable : chez 5 malades, les 4 membres ont été pris simultanément ; dans un 6e cas, le maxillaire fut aussi atteint d'emblée, avec les 4 membres ; 6 fois, le tremblement a été, d'abord, hémiplégique ; une fois seulement, il a débuté par les deux membres supérieures à la fois ; 10 fois, par l'un d'entre eux ; dans 3 cas, enfin, par les membres inférieurs.

Ce début paraplégique du tremblement a été étudié

1. Franz. *Monats für Psych. und Neurol.* Sept. 1900.

récemment par Thomayer (1) qui l'a observé chez 7 malades : le plus souvent, dit-il, le tremblement, au lieu de se produire au repos pour cesser pendant les mouvements volontaires, n'existait que pendant la marche et la station verticale.

La tête nous a toujours paru respectée: par contre, nous avons vu le tremblement envahir, 6 fois, le maxillaire, 4 fois la langue, 7 fois les deux ensemble; dans un cas, le maxillaire, la langue et les lèvres; enfin, chez deux malades, tous les peauciers de la face présentaient des contractions rythmiques, dès qu'ils entraient en contraction.

Une foi établi, le tremblement tend toujours à augmenter et à se généraliser. Cependant, un malade, atteint d'hémiparkinson droit, nous affirmait, qu'au début, les 4 membres avaient tremblé, pendant quelque temps, puis, que le tremblement avait disparu du côté droit pour augmenter progressivement à gauche.

Nous avons pu constater, dans un autre cas, la disparition, pendant plusieurs mois, du tremblement.

Il s'agit d'un homme de 56 ans, servant d'une machine à vapeur, qui, après de grandes fatigues et des soucis, se sent affaibli: en mai 1902, c'est-à-dire, quelques mois après, sa jambe gauche devient raide, et se fatigue aisément. Puis, les mêmes symptômes apparaissent au membre supérieur gauche: en un mois, il maigrit, sans cause appréciable, de 3 kilos.

Vers la fin de 1902, la raideur commence à gêner ses mouvements; il éprouve des fourmillements dans les

1. Thomayer. *Arch. bohémiennes de médecine clinique*, t. III, fasc. 5, p. 319.

doigts, et une courbature permanente des quatre membres, surtout des membres inférieurs.

En février 1903, apparaissent des bouffées de chaleur, des sueurs nocturnes, et un nouvel affaiblissement général. C'est alors que survint un léger tremblement des 2 mains, continuel, non modifié par les mouvements ordinaires, mais arrêté, momentanément, par les efforts énergiques, les mouvements de grande amplitude.

Nous avons, à cette époque, constaté ce tremblement, qui existait aussi, très léger, aux membres inférieurs; le malade avait l'aspect figé, et présentait un léger degré de rigidité musculaire, particulièrement nette dans les muscles triceps du bras, fléchisseurs antibrachiaux, muscles de la cuisse, masses sacro-lombaires, paroi abdominale antérieure. Exagération de tous les réflexes tendineux des membres supérieurs, et des réflexes rotuliens; pas de Babinski : muscles hyperexcitables mécaniquement, la percussion brusque y détermine des contractions rythmiques. Attitude d'extension des membres, légère cyphose dorsale supérieure, légère scoliose à convexité principale gauche.

En septembre, il était impossible de trouver aucune trace du tremblement, même pendant l'extension, ou l'élévation du bras.

Enfin, chez la malade de notre ob. II, pendant les dernières semaines de la vie, le tremblement est devenu intermittent, se produisant par petits accès irréguliers, très intenses; il avait, en outre, changé de caractère : les oscillations horizontales de l'avant-bras qui le constituaient auparavant ayant presque complètement disparu, et étant remplacées par des alternatives d'extension et de flexion de la main.

CHAPITE II

RECHERCHES SUR LA RIGIDITÉ MUSCULAIRE ET LES TROUBLES QUI EN DÉPENDENT

§I. RECHERCHES SUR LA RIGIDITÉ MUSCULAIRE

Charcot, qui a, le premier, décrit la rigidité musculaire, la distinguait d'avec la contracture vraie, par l'absence de trépidation spinale, phénomène déjà vu par Trousseau, la non exagération des réflexes, la faculté qu'ont les malades, de mouvoir les membres atteints de rigidité.

En 1888, Blocq, dans sa thèse sur les contractures, donne les caractères suivants (p. 172) : « Les muscles « rigides des parkinsoniens sont durs, et donnent, au « toucher, une sensation ligneuse. Ils ne subissent pas « de ces oscillations qu'il est fréquent de rencontrer « dans la contracture spasmodique. Leur élasticité a « subi une atteinte un peu spéciale; l'effet qu'on res- « sent, lorsqu'on cherche à les étendre, a quelque « chose de particulier, tenant le milieu, pour ainsi « dire, entre la résistance élastique et l'obstacle insur- « montable, et se rapprochant de la rigidité cadavé- « rique ».

« Le volume des muscles est souvent normal; si l'on constate de l'atrophie, c'est d'habitude, dans la période terminale, s'il survient de la cachexie. »

« Les réactions électriques des muscles sont pres-« que toujours diminuées, mais non perverties. Les « muscles sont peu ou pas excitables, mais, c'est tout, « et l'on ne constate pas la réaction de dégénéres-« cence. »

« Ajoutons que, ni l'ischémie provoquée par l'ap-« plication de la bande d'Esmarh ni la narcose chlo-« roformique, ne font disparaître la rigidité. »

Nous avons soigneusement noté, chez nos malades : 1° *les caractères et variations de la rigidité;* 2° *l'état des réflexes;* 3° *celui des réactions électriques.*

1° Caractères et variations de la rigidité. — Elle a toujours débuté lentement et progressivement, dans toutes nos observations; dans les faits publiés par différents auteurs, où la maladie a débuté brusquement, il ne s'agit que du tremblement; dans aucune de ces observations nous n'avons trouvé un seul fait de début brusque de la rigidité.

Une fois constituée, celle-ci prédomine, comme Charcot l'a montré, dans les muscles fléchisseurs c'est pourquoi les membres prennent habituellement une attitude de flexion. Au palper, nous l'avons, dans ces cas, trouvée prédominante dans les biceps du bras, les fléchisseurs antibrachiaux, les différents groupes musculaires de la cuisse. La rigidité des muscles trapèzes nous a semblé particulièrement fréquente, et bien marquée dès le début de la maladie; nous croyons qu'elle contribue, pour une large part, à l'attitude spéciale de la tête.

Dans plusieurs cas, où le tremblement avait précédé la rigidité, et où celle-ci était encore peu marquée, lors de notre examen, elle n'était appréciable, au palper, que dans les muscles indiqués plus haut, et par lesquels elle semble débuter, dans la majorité des cas.

Sa distribution n'a jamais rien de systématisé; elle peut, quelquefois, être hémiplégique, comme le tremblement; il est rare que, même alors, on ne trouve rien de l'autre côté. Jamais elle ne se localise dans un territoire nerveux ou radiculaire; bien plus, le même muscle peut n'être pas partout également rigide, autant qu'on peut s'en rendre compte par le palper : cela s'observe, en particulier, pour le triceps brachial, dont les trois portions nous ont paru fréquemment atteintes à des degrés différents.

La sensation que donnent, au palper, les muscles rigides, n'est pas toujours la même. Tantôt, principalement dans les muscles récemment atteints, elle ressemble à celle d'un muscle sain, fortement contracté; d'autres fois, surtout lorsqu'elle est plus ancienne, on a une sensation de dureté ligneuse, ressemblant, parfois, à celle du tissu fibreux. Assez fréquemment, à une période avancée de la maladie et surtout aux jambes, le palper est gêné par une sorte d'œdème dur, d'épaississement de l'hypoderme, sur lequel nous aurons à revenir.

La marche de ce symptôme est variable; tantôt, la rigidité progresse et se généralise lentement, insidieusement, sans à-coups; le plus souvent, sa marche est irrégulière; elle progresse par des sortes de poussées, pendant lesquelles elle croît rapidement, de façon notable, puis, elle reste stationnaire, parfois, pendant très longtemps. Jamais nous n'avons observé même une amélioration spontanée véritable.

2° Etat des réflexes tendineux et cutanés. — Nous ne pouvons que confirmer et compléter les résultats d'une communication faite par nous, à ce sujet, à la Société de Neurologie, en juin dernier (1), résultats que nous avons vérifiés sur de nouveaux malades :

1° La recherche du signe de Babinski provoque toujours la *flexion* du gros orteil toutes les fois que celui-ci n'est pas par trop immobilisé par la raideur.

2° Les réflexes tendineux sont *presque* toujours exagérés, aux diverses périodes de la maladie, au niveau des muscles rigides.

Cette exagération, tantôt peu considérable, l'est parfois autant que dans la contracture la plus spasmodique. Mais, elle ne se traduit pas toujours par la projection du membre; celle-ci peut être empêchée par le degré de la rigidité et des rétractions tendineuses qu'elle détermine : en outre, la percussion du tendon rotulien, par exemple, provoque assez souvent, chez

1. Huet et Alquier. *Etat des Réflexes et des Réactions électriques* dans la *Maladie de Parkinson*. *Revue Neurologique*, 1903. n° 12, p. 646.

les parkinsoniens, la contraction simultanée de tous les muscles de la cuisse; plusieurs fois, nous avons observé, dans ces conditions, un réflexe paradoxal : la percussion du tendon rotulien déterminait un vif mouvement de flexion de la jambe, les fléchisseurs se trouvant plus excitables que le quadriceps fémoral.

Il ne faut donc pas se contenter d'observer le mouvement de projection du membre dont on explore les réflexes, mais examiner le muscle que l'on excite. On voit, alors qu'il se contracte énergiquement, en totalité ou en partie : parfois apparaissent les contractions rythmées de Gowers.

Jamais nous n'avons observé le clonus vrai, mais, seulement le pseudo-clonus dont nous avons parlé plus haut.

L'exagération des réflexes, tantôt généralisée aux divers groupes musculaires des 4 membres, peut se localiser à certains d'entre eux. Dans plusieurs cas où la rigidité n'atteignait encore que peu de muscles, les réflexes de ces derniers seuls, étaient exagérés.

Cette exagération s'observe à toutes les périodes de la maladie, aussi bien dès le début, alors que la rigidité est à peine appréciable, qu'à la fin, lorsque celle-ci est extrême, et que les muscles sont atrophiés (V. obs. II). Mais elle peut varier chez le même malade: très nette, au moment des périodes d'augmentation de la rigidité dans plusieurs cas, elle devenait nulle, ou même, les réflexes étaient affaiblis, une fois la « poussée de rigidité » terminée.

Dans un seul cas, nous avons constamment trouvé

tous les réflexes à peu près nuls, à plusieurs examens, et cela, bien que nous suivions le malade depuis plus d'un an, et qu'il ait fait, sous nos yeux, deux « poussées » de rigidité, avec envahissement de muscles, jusque là respectés, en apparence.

En somme, l'état des réflexes étant fort diversement apprécié des divers auteurs (V. *Gaz. des Hôpitaux*, 1903, p. 686), nous ne voudrions pas formuler une règle générale, qui pourrait être démentie; de nouvelles recherches sont nécessaires pour apprécier la constance de l'exagération des réflexes tendineux, dans la maladie de Parkinson.

3° État des réactions électriques. — Les divers auteurs se bornent à mentionner l'absence de la réaction de dégénérescence. Au point de vue quantitatif, on ne trouve que quelques brèves indications. Nous avons déjà cité Blocq à ce sujet (p. 16): dans le *Dictionnaire Jaccoud* (article Electrothérapie), on lit que Benedikt a constaté fréquemment, au début, l'augmentation de la sensibilité réflexe des centres nerveux; un peu plus tard, l'augmentation de l'excitabilité motrice et sensible, qui se manifeste du centre à la périphérie, puis, ultérieurement, une diminution continue de l'excitabilité des nerfs moteurs, de la périphérie au centre.

Pour Rosenthal, d'abord, les réactions sont normales, puis, la contractilité faradique des muscles de l'avant-bras et de la main diminue; la contractilité galvanique, d'abord normale, est souvent diminuée, par la suite. La réaction est quelquefois augmentée, quand les symptômes d'excitation se généralisent.

M. Huet a fait l'étude des réactions électriques de 13 parkinsoniens; voici, avec quelques détails, les résultats de cet examen :

Jamais de modifications qualitatives.

Au point de vue quantitatif, diminution de l'excitabilité faradique et galvanique des nerfs et des muscles, mais, diminution toujours très légère, même à la période ultime de la maladie (V. les chiffres de l'obs. I).

Voici les résultats fournis par l'examen des muscles rigides, comparativement à leurs homologues, sains, ou tout au moins, bien plus légèrement atteints, dans 6 cas d'hémiparkinson et dans un autre, où le degré de rigidité était fort différent, d'un côté à l'autre.

1° Dans un cas, pas de sensible différence, d'un côté à l'autre; réactions normales des deux côtés. Il s'agissait d'un homme, tout à fait au début de la maladie, qui s'aggrave et se confirme actuellement; au moment de l'examen électrique, le malade était gêné uniquement par un hémitremblement gauche, avec troubles vaso-moteurs et intellectuels, et fatigue survenant facilement dans les membres du côté gauche, dont les mouvements étaient presque normaux. Au palper, rigidité très légère des biceps, des muscles de l'avant-bras et des cuisses, prédominante à gauche; augmentation des réflexes tendineux des muscles rigides.

2° Dans 4 cas, l'excitabilité faradique et galvanique des nerfs et muscles est un peu moindre, du côté malade, que du côté sain : voici, à titre d'exemple, les chiffres trouvés dans un de ces cas.

Il s'agit d'un homme de 53 ans, parkinsonien depuis 4 ans; le tremblement, après avoir, au dire du malade, atteint les 2 mains, est, maintenant, localisé aux membres du côté gauche, ainsi que la rigidité qui, notable à gauche, où elle atteint à peu près également les extenseurs et les fléchisseurs, est presque nulle à droite :

Biceps brachial.

Droit: 1re contr. farad. à 115 m/m d'écartement.
1re contr. Galv. (Ncf.) à 0 ma 7 avec 11 volts 5.
Gauche: 1re F à 100 m/m.
1re G (Ncf.) à 1 ma 8 (22 volts).

Triceps brachial (Vaste externe).

Droit: 1re F à 100 m/m.
1re G (Ncf.) à 1 ma 8 (16 volts).
Gauche: 1re F à 98 m/m.
1re G (Ncf.) à 3 ma (26 volts).

Long supinateur.

Droit: 1re F à 100 m/m.
1re G (Ncf.) à 3 ma 5 (20 volts).
Gauche: 1re F à 85 m/m.
1re G (Ncf.) 6 ma (35 volts).

Extenseur commun des doigts.

Droit: 1re F à 95 m/m.
1re G (Ncf.) 4 ma (25 volts).
Gauche: 1re F à 80 m/m.
1re G (Ncf.) 6 ma (30 volts).

Fléchisseur commun superf. des doigts.

Droit: 1re F à 95 m/m.
1re G (Ncf.) 4 ma (26 volts).
Gauche: 1re F à 88 m/m.
1re G (Ncf.) 5 ma (30 volts).

Nerf médian.

Droit: 1re F à 100 m/m.
1re G (Ncf) 3 ma (16 volts) 1re Pcf. 8-10 ma (30 v).
Gauche: 1re F à 95 m/m.
1re G (Ncf.) 3 ma (30 volts) pas de Pcf. à 15 ma (40 v).

Nerf radial

Droit: 1re F à 105 m/m.
1re G (Ncf) 3 ma (14 v) 1re Pcf. à 7 ma (25 v).
Gauche: 1re F à 95 m/m.
1re G (Ncf.) 5 ma (22 v) 1re Pcf. à 6 ma (25 v).

M. Huet nous dit avoir observé, chez un hémiparkinson de sa clientèle, une diminution analogue, de l'excitabilité faradique et galvanique, dans les muscles rigides, par comparaison avec leurs homologues, à peine atteints.

Mais ces résultats ne sont pas absolument constants: chez deux de nos malades, la différence est peu accentuée, et plusieurs muscles, atteints de rigidité, étaient plus excitables que leurs homologues, cependant moins atteints.

Nous avons pu comparer les réactions électriques de nos parkinsoniens, à celles de 3 hémiplégiques anciens, dont la contracture ressemblait beaucoup à la rigidité parkinsonienne; même attitude des membres, même sensation au palper, pas de contractions fibrillaires, pas de clonus; réflexes tendineux exagérés, *orteil en extension*. Chez ces malades, les muscles et les nerfs du côté contracturé présentaient une diminution de l'excitabilité faradique et galvanique, analogue à celle observée chez nos parkinsoniens.

3° Enfin M. Huet a pu constater dans plusieurs cas d'hémiparkinson, que la résistance électrique était un peu plus grande du côté malade que du côté sain. Ces résultats n'ont pas paru constants chez tous les malades.

§ II. TROUBLES DÉPENDANT DE LA RIGIDITÉ MUSCULAIRE

Nous passerons successivement en revue : 1° la lenteur et la gêne des mouvements, 2° les déformations des membres et du rachis, 3° l'affaiblissement et l'atrophie musculaires, 4° enfin, la pulsion.

1° Lenteur et gêne des mouvements. — Tandis que beaucoup d'auteurs admettent, avec Benedikt, qu'elle est due à la rigidité musculaire, Lereboullet et Bussard, s'élèvent contre cette manière de voir, et Charcot écrivait que « ce n'est pas là l'unique cause que l'on doive invoquer ». Nous avons toujours noté un parallélisme absolu entre la lenteur et la gène des mouvements, et la rigidité musculaire; elles n'apparaissent que si la rigidité est suffisamment accentuée, et seulement, dans les membres rigides, ce qui est frappant chez les malades atteints d'hémiparkinson; les deux symptômes s'accroissent parallèlement, et tout ce qui améliore pour un temps, la rigidité, rend aux mouvements un peu de leur souplesse et de leur agilité.

Pour les peauciers de la face, le problème est plus délicat à résoudre : le facies figé des parkinsoniens dépend-il uniquement de la rigidité, ou bien comme le dit M. Brissaud, est-il, « le reflet de leur état d'âme? » Ajoutons que le Dr Frenkel (de Heiden) l'attribue (1) à « l'épaississement de la peau » qu'il aurait constaté fréquemment, et dès le début de la maladie. D'autre part, comment se rendre compte de la rigidité de ces muscles ?

Nous pensons, cependant, que le facies figé est bien dû à la rigidité des peauciers de la face, pour les raisons suivantes: dans les cas d'hémiparkinson, les traits peuvent n'être « figés » que du côté malade : M. Brissaud en donne un exemple dans ses cliniques (loc. cit. p. 650), nous en avons observé plusieurs autres. D'autre part, nous n'avons pu trouver aucun épaississement de la peau, chez plusieurs Parkinso-

1. Frenkel. *Die Veraendirungen der Haut bei Paralysis agitans. Deutsche Zeitschrift für Nervenheilk*, 1889, t. XIV, p. 423.

niens, dont la face était absolument immobile. Enfin, assez souvent, on observe que, dans les cas où les peauciers de la face se meuvent lentement et péniblement, dès que ces muscles entrent en jeu, ils sont animés, par moments, de contractions rythmiques, analogues à celles des muscles des membres, atteints de rigidité.

Dans 2 cas d'hémiparkinson, accompagnés d'une grande gêne des mouvements de la langue, nous avons vu celle-ci épaissie et plus dure au toucher, du côté atteint par la maladie.

2° Déformations des membres et du tronc. — M. Charcot a magistralement décrit les premières, qu'il attribue à la rigidité, et sépare nettement du rhumatisme. Notre obs. II en renferme un bel exemple. Faisons simplement remarquer, que, tout d'abord, les attitudes vicieuses des membres sont réductibles, passivement, tout au moins; parfois même, le malade peut les corriger par un simple effort énergique de sa volonté. Plus tard, lorsque la rigidité est considérable, il est impossible de redresser complètement les membres, ce qui est dû uniquement à la rétraction des muscles rigides, qui apparaissent tendus comme des cordes, si on essaie de forcer. Dans nos autopsies, nous avons pu nous rendre compte que cette rétraction est réelle, et qu'elle est bien la seule cause s'opposant à la réduction de ces déformations.

Ces rétractions peuvent atteindre un degré extrême:

Frank P. Norbury (1) a relaté le cas d'une folle de 54 ans, chez laquelle apparut une maladie de Parkinson, avec rigidité extrême; elle augmenta peu à peu, au point d'entraîner la fixation en flexion permanente des muscles des bras, des cuisses, des avant-bras, des jambes, mains, pieds, doigts et orteils. La cuisse droite, appliquée sur le tronc est recouverte par la jambe gauche, fléchie sur la cuisse, elle-même fléchie sur le bassin.

Les *déviations rachidiennes* que nous avons, les premiers, croyons-nous, décrites avec Sicard, dans la maladie de Parkinson (1), sont, en tout, comparables aux déformations des membres : elles apparaissent en même temps que ces dernières, et se font dans le même sens ; dans le type de flexion, type le plus fréquemment observé, tout d'abord, la tête est projetée en avant, sous l'influence de la rigidité simultanée des trapèzes et des sterno-mastoïdiens ou des scalènes; cette attitude produit, à la longue, une voussure, cervico-dorsale, avec courbure de compensation de la colonne cervicale supérieure. Cette déviation, en s'accentuant, devient une *cyphose* véritable, parfois très accentuée. La *lordose* s'observe en cas de rigidité considérable des masses sacro-lombaires, facilement appréciable, au palper; cette déviation s'observe surtout dans les cas où la rigidité des membres prédomine dans les extenseurs, réalisant le type

1. Frank, P. Norbury, *Journ. of nervous and mental diseases*, juin 1894, p. 365.

2. *Iconogr. de la Salpêtrière*, 1902, n° 5 (16 photographies).

d'extension de Charcot. Enfin, la *scoliose* s'observe dans les cas d'hémiparkinson, ou, tout au moins lorsque la rigidité est beaucoup plus considérable d'un côté du corps.

La fréquence de ces déviations est telle qu'il n'est guère de Parkinsonien avancé qui en soit totalement exempt. On les retrouve, d'ailleurs, dans toutes les reproductions de Parkinsoniens à la période d'état, publiées par les divers auteurs (Charcot, Béchet, Richet et Meige, Dutil, etc.).

Comme les déformations des membres, ces déviations rachidiennes sont d'abord réductibles, par tous les moyens qui atténuent la rigidité; sous l'influence du massage, plusieurs de nos malades se sont redressés, momentanément d'une façon notable ; plus tard, les déviations rachidiennes deviennent irréductibles, en même temps que les déformations des membres; dans ces cas, la radiographie nous a montré 2 fois, un léger affaissement des vertèbres, dans le sens de la concavité de la déviation; dans nos autopsies, nous n'avons constaté aucune lésion notable, osseuse ou articulaire, du rachis.

3° Affaiblissement et atrophie musculaires. — Charcot s'élevait contre le terme de paralysie agitante, disant, que, jusqu'à une période avancée de la maladie, la force musculaire est remarquablement conservée (Trousseau la disait même augmentée); et qu'il y a plutôt gêne et lenteur des mouvements, qu'affaiblissement véritable. Cependant, Bourneville (œuvres complètes de Charcot, t. I, note, de la page 171), a, chez cinq malades, observé, et celà dès le début de la maladie, une notable diminution de la force musculaire, mesurée au dynamomètre. Lereboullet et Bussard signalent aussi, dès le début, un certain état parétique; enfin, Montcorgé (1) relate en cas d'hémiparkinson avec parésie et diminution de la contractibilité faradique des muscles, du côté rigide, dès le début de la maladie; il a rassemblé plusieurs cas analogues, appartenant à divers auteurs.

Dans 13 de nos observations, les muscles rigides étaient affaiblis; en même temps que les mouvements devenaient lents et raides, les malades remarquaient l'affaiblissement des membres atteints, qui tenaient mal les objets, se fatiguaient plus vite; nous avons, chez ces malades, constaté un affaiblissement musculaire, parfois très marqué, des membres les plus rigides ; cet affaiblissement était particulièrement net chez 6 de ces malades qui étaient atteints d'hémiparkinson. Par contre, dans nos 19 autres cas, la force musculaire était bien conservée, même chez des malades arrivés à une période avancée de la maladie.

Jamais nous n'avons constaté d'atrophie musculaire, que dans la période cachectique, où l'ensemble de toute la musculature maigrit, parfois d'une façon considérable (v. obs. II.).

4° Pulsion. — M. Pierret, ayant observé un cas d'atrophie musculaire progressive, caractérisé au dé-

1. Montcorgé. *Lyon Médical*, 8 février 1896.

but, par de la rétropulsion irrésistible (1) attribue ce phénomène, dans la maladie de Parkinson, à la lenteur des mouvements ; lorsque l'équilibre vient à être troublé, « le malade, dit-il, a immédiatement cons- « cience de ces modifications, et cherche à y remédier, « car l'intelligence et la sensibilité sont intactes. « Malheureusement, si la volonté est intervenue à « temps, il s'en faut que le système musculaire « obéisse assez vite. Le mouvement voulu, un pas « en avant ou en arrière, s'exécute trop tard, alors « qu'il est devenu insuffisant ; le trouble de l'équi- « libre continue donc à s'accentuer, et toujours in- « complètement corrigé, il se poursuit, engendrant un « mouvement uniformément accéléré, jusqu'à ce que « le malade soit arrêté ou tombe ».

Trousseau, disait, au contraire, que « les malades semblent courir après leur centre de gravité » ; il avait observé la rétropulsion chez une malade atteinte d'antépulsion, en lui faisant redresser la tête; mais Charcot a montré qu'il suffit, chez certains malades penchés en avant, de tirer légèrement les vêtements, pour produire la rétropulsion.

D'autre part, Kœnig (2) a noté que certains malades n'évitent la pulsion, qu'en regardant à une certaine distance, devant eux; le phénomène se produit dès qu'ils regardent en haut.

Dans 13 cas, nous avons observé la pulsion, 6 fois en avant, 3 fois en arrière, 2 fois dans les 2 sens, in-

1. PIERRET. *Rev. mens. de méd. et de chir.*, 1877, p. 413.
2. KŒNIG. *Soc. Biol*, 17 mai 1893.

différemment; deux malades avaient de la pulsion dans tous les sens; une de ces dernières avait conservé cependant, une certaine assurance, et ne craignait pas de courir dans la rue, pour rejoindre un omnibus, par exemple.

2 seulement de ces malades essayaient d'expliquer ce phénomène ; l'une l'attribuait à une sensation de vide dans la tête, se produisant dès qu'elle se levait; la seconde, femme très intelligente, n'éprouvait aucune sensation anormale, et disait que ses mouvements ne se faisaient pas assez vite, pour éviter la pulsion.

Dans tous nos cas, la pulsion est apparue au début de la maladie, peu après l'apparition des symptômes annonçant la rigidité (douleurs musculaires, raideur, lenteur et gêne des mouvements). Puis, elle est restée stationnaire, ou même, s'est améliorée spontanément par une sorte de rééducation inconsciente. Une malade, qui décrivait nettement ce phénomène, qu'elle disait avoir éprouvé au début, n'en présentait plus trace, lors de notre examen.

Nous avons remarqué une certaine concordance entre le sens de la rigidité et celui de la pulsion; l'antépulsion appartient aux malades du type de flexion (rigidité prédominant dans les fléchisseurs); les extenseurs du rachis étaient particulièrement rigides chez les malades sujets à la rétropulsion; ils présentaient soit le type d'extension, soit de la lordose.

CHAPITRE III

REMARQUES SUR QUELQUES AUTRES SYMPTOMES

Nous étudierons successivement : 1° les *troubles sensitifs*, 2° les *troubles vaso-moteurs*, 3° les *troubles encéphaliques*, 4° les *troubles de la nutrition générale*.

1° Troubles sensitifs. — Charcot a signalé des *douleurs*, ou plutôt, des sensations désagréables, de crampes, de torsion, de traction, dans la plupart des muscles, et un besoin incessant de changer de place : ce sont les « impatiences musculaires » de Brissaud. Ces douleurs peuvent ressembler à celles du rhumatisme (Vesselle Lhirondel), avec lesquelles on les confondait autrefois (Ordenstein). Elles précèdent, d'ordinaire, l'apparition de la rigidité : dans un cas de Sinkler (1), elles étaient apparues 2 ans avant les autres symptômes. A ces douleurs s'ajoutent, quelquefois, des douleurs névralgiques (Charcot), lancinantes (De St-Léger), fulgurantes comme celles des

1. Sinkler. *Deutsche Zeitschr. f. Nervenheilkunde*, 1900.

tabétiques, comme Romberg en 1851, puis Grawitz, Gilli, etc., en ont publié des exemples. Enfin, en 1898, Purves Stewart a signalé des douleurs vives dans les extrémités, fréquentes, dit-il, au début de la maladie.

5 de nos malades, ne ressentaient, aucune sensation anormale depuis le début de leur maladie, qui se réduisait au tremblement et à la rigidité, avec affaiblissement général.

Tous les autres présentaient des douleurs, qui, disaient-ils, étaient apparues de bonne heure, en même temps que les symptômes annonçant la rigidité, ou avant eux; deux malades, avaient ressenti, pendant plusieurs années, des crampes et des fourmillements dans les mollets, puis les membres inférieurs étaient devenus raides, et s'affaiblirent : les douleurs envahirent, alors, l'un des membres supérieurs, qui, plus tard, fut atteint de rigidité et de tremblement. Chez une autre malade, nous avons assisté à plusieurs poussées subaiguës de rigidité, toujours précédées et accompagnées de douleurs, dans les muscles que la rigidité allait envahir.

Il en est ainsi dans nombre de cas : les malades accusent des crampes, des courbatures, des engourdissements, des fourmillements, surtout au voisinage de leur insertion dans les muscles que l'on trouve rigides au palper. Les douleurs occupent, de préférence, comme la rigidité, les trapèzes, les biceps brachiaux, les extenseurs du rachis et les quadriceps fémoraux. A une période avancée, elles se généralisent : le malade ressent une gêne continuelle, dans tout le corps.

Dans 6 cas, les douleurs étaient surtout intenses dans les extrémités, et, chez une malade, localisées au gros orteil gauche.

Plusieurs accusaient des douleurs névralgiformes, lancinantes, ou continues, diversement réparties dans la tête, au tronc ou aux membres. Dans plusieurs cas, enfin, existaient des soubresauts des membres, surtout fréquents la nuit et très pénibles aux malades.

Divers auteurs (Palmieri et Arnaud, Karplus, etc.), ont signalé des troubles de la *sensibilité objective*. 4 malades présentaient des zones d'hypoesthésie légère, irrégulièrement réparties sur le tronc et les membres, mal limitées, et ne répondant à aucune systématisation. Dans 2 autres cas, les muscles rigides étaient légèrement douloureux à la pression.

2° Troubles vaso-moteurs. — La *sensation de chaleur exagérée*, décrite par Charcot, doit être rangée parmi les troubles vaso-moteurs. On la trouve une fois sur 3 malades (Holm) dans 23,1 % des cas, seulement, d'après Fuchs. Elle s'accompagne d'une élévation périphérique de la température, constatée, au niveau des muscles rigides, par Charcot, Gowers, Grasset et Appolinario. Ces derniers l'attribuent au tremblement, mais Vincent fait justement remarquer dans sa thèse (Lyon 1888), que la sensation de chaleur ne se retrouve pas chez tous les trembleurs, et qu'on la rencontre chez les Parkinsoniens sans tremblement; cette sensation et l'élévation de la température périphérique doivent dont être regardées comme des troubles vaso-moteurs, au même titre que la sudation.

On admettait, depuis les recherches de Charcot, que la température centrale est normale chez les Parkinsoniens, mais Fuchs (1) a constaté, chez les malades présentant la sensation de chaleur, une légère élévation de la température périphérique, et des accès de fièvre pouvant atteindre 39°4. Disons tout de suite que nous avons fait prendre un grand nombre de fois, et à des heures différentes, la température de plusieurs malades ayant la sensation de chaleur, sans jamais trouver de fièvre.

12 malades accusaient nettement cette sensation; elle était apparue, dès le début de la maladie, en même temps que les autres troubles vaso-moteurs. Dans une observation elle a été, avec un tremblement intermittent, émotif, le seul symptôme morbide, pendant 2 ans.

Une fois établie, elle l'a été définitivement, chez tous nos malades. D'abord, ils n'éprouvaient que de temps à autre des bouffées de chaleur à la tête ou dans tout le corps, puis, une sensation continuelle de chaleur excessive, généralisée. Dans un cas, cependant, elle se localisait à la tête et au tronc, les membres inférieurs demeurant constamment froids, malgré des sueurs abondantes.

14 malades qui éprouvaient, presque tous, la sensation de chaleur, avaient, depuis la même époque, c'est-à-dire depuis le début de la maladie, des *sueurs*

1. Fuchs. *Klin. méd.* 1894, t. XXV, p. 320.

abondantes. D'abord, elles surviennent au moindre effort, puis se produisent au repos, continuellement, surtout la nuit. Dans plusieurs observations, elles ont diminué à mesure que la maladie progressait; ce n'est donc pas un symptôme de la période terminale, comme l'a écrit Vulpian.

La *salivation* et la *sialorrhée*, légères chez 3 malades, étaient abondantes chez 2 autres, parvenus à un degré avancé.

Plusieurs auteurs ont signalé, dans la maladie de Parkinson, des *œdèmes* qui semblaient indépendants de toute cause cardiaque ou rénale. Clavaleira (th. Paris 1872, obs. III) relate un cas d'œdème et de rougeur de la fesse; il s'agissait d'un œdème des pieds dans le cas de St-Léger (th. Paris 1870, obs. V); un malade de M. Lecorché et Talamon (Etudes médicales, 1888) avait un œdème blanc, dur, douloureux, qui. d'abord, remontait jusqu'à mi-cuisses, puis, se localisa aux jambes. Cet homme présentait, en outre, des taches purpuriques des membres œdématiés, et une ecchymose large comme la paume de la main, au cou-de-pied gauche. Vincent relate, dans sa thèse, 2 observations (obs. I et II) d'œdème des membres inférieurs, sans lésion cardiaque ou pulmonaire, et sans albuminurie; dans un cas, l'œdème cessa au bout de quelques mois, dans l'autre, au bout de 11 jours.

Enfin, Lamarche (th. Montpellier 1890, obs. III) a, dans un cas, observé des modifications des mains, leur donnant l'aspect de la « main succulente » de Marinesco.

4, de nos malades avaient, de temps à autre, de l'œdème périmalléolaire vespéral (unilatéral dans un cas), dont nous n'avons pas trouvé la cause; une cinquième, bien qu'alitée et non cachectique avait un œdème blanc, léger, très dur des pieds et des jambes.

Il convient de rapprocher de ces œdèmes, les épaississements de la peau signalés par Frenkel, non seulement à la face, mais, en différents points du corps. Dans plusieurs cas, nous avons constaté, à la face postérieure des bras, et aux mollets, principalement une sorte d'œdème circonscrit dur, blanc, empêchant de plisser la peau, et de la mobiliser sur les plans sous-jacents. Aux autopsies, nous avons, dans ces cas, trouvé l'hypoderme épaissi, lardacé, avec épaississement du tissu fibreux dermique.

Dans 14 cas, les malades présentaient un faciès vultueux, un teint rendu rosé par la dilatation des petits vaisseaux cutanés, qui contrastait vivement avec le facies figé, et l'aspect, parfois exagérément sénile. Quelquefois, nous avons constaté des alternatives de rougeur et de pâleur, d'un moment à l'autre, la tendance à la cyanose des extrémités; dans un cas, l'asphyxie blanche de l'index droit; plusieurs fois, un véritable dermographisme.

3° Troubles encéphaliques. — Ce sont : des *vertiges*, de la *céphalée*, des *troubles oculaires*, enfin, des *troubles intellectuels*.

Vertiges. — Pour Vulpian ils sont fréquents, survenant soit au repos, soit pendant la marche, et pouvant aller jusqu'à la chute. Parfois, ils s'accompagnent de sensation gyratoire. La pulsion est due à des sensations vertigineuses ignorées des malades.

Martha, dans sa thèse (Paris, 1888), relate 8 cas de crises vertigineuses, apoplectiformes et épileptiformes dans la maladie de Parkinson : les crises peuvent apparaître à la période prémonitoire, et se répéter à plusieurs reprises, jusqu'à la période terminale.

Dans 5 cas, nous relevons des vertiges. Légers, dans un cas, ils apparaissaient dans 2 autres, dès que les malades essayaient de marcher un peu rapidement. Alors survenait une sorte d'étourdissement puis une sensation vertigineuse disparaissant dès que la malade s'arrêtait. Chez une autre femme, ils survenaient sans cause appréciable, s'accompagnaient d'éblouissements, de troubles de la vue, durant quelques secondes, pendant lesquelles elle marchait en titubant, comme ivre. A propos de la pulsion, nous avons parlé d'une autre malade, qui dès qu'elle se levait, éprouvait une sensation de vide dans la tête, avec perte d'équilibre dans tous les sens, indifféremment. — Les vertiges ont apparu, dans tous ces cas, dès le début, et n'ont pas semblé s'atténuer par les progrès de la maladie.

Dans 6 cas, existait de la *céphalée*, survenue, elle aussi, dès le début de la maladie. Simple pesanteur continuelle de toute la tête, dans 4 cas, elle consistait dans la cinquième observation, en douleurs névralgiques intenses dans le côté droit de la tête et du cou;

ces douleurs, qui étaient apparues, pour la première fois, au début de la maladie, précédant l'apparition de la rigidité, se réveillèrent ensuite, chez cette malade, à deux reprises différentes, précédant chaque fois, un nouvel accroissement de la rigidité, observé par nous. Enfin, dans le 6ᵉ cas, une céphalée continuelle, sourde, gravative, a précédé de 18 mois l'apparition, chez un homme de 54 ans, d'un hémiparkinson gauche. Elle a persisté encore 18 autres mois sans modification, puis, semblait s'atténuer, quand nous avons perdu de vue le malade.

Nous avons remarqué une certaine coïncidence, très nette dans 5 cas, entre la céphalée et les troubles de la nutrition générale, dont nous parlerons plus loin.

Les *troubles oculaires* ont été surtout étudiés par Kœnig (Soc. de Biologie, 27 mai 1893). Les plus fréquemment signalés dans les observations, sont : l'élévation des sourcils, la raideur de l'orbiculaire, parfois animé de battements quand il se contracte. Dans les cas d'hémiparkinson, l'œil du côté malade est moins ouvert que l'autre (Brissaud). Les muscles moteurs de l'œil se contractent lentement, ce qui donne au regard une fixité et un éclat insolites (Brissaud), quelquefois, par saccades, comme nous en avons observé un exemple. Parfois, apparaissent quelques secousses nystagmiformes, dans les positions extrêmes de l'œil; Clerici (1) a observé, une fois, du nystagmus. M. Debove a signalé, en 1878, à la Société

1. Clerici. *Poliambulanza*, Milano, 1894.

médicale des Hôpitaux, le phénomène de la latéropulsion oculaire, observé également par d'autres auteurs. Quelquefois, la musculature interne de l'œil est touchée. Kœnig signale une étroitesse permanente de la pupille d'origine spasmodique.

Il est exceptionnel, d'après le même auteur, d'observer des troubles de la vision : amblyopie ou amaurose transitoires, et même, l'atrophie des nerfs optiques. Nous trouvons, dans nos observations, les troubles visuels suivants apparus en même temps que les premiers signes de la maladie : 2 fois « étincelles, mouches volantes, points noirs nombreux », survenant fréquemment, le matin, chez des malades qui, auparavant, n'éprouvaient jamais rien de semblable ; 2 fois fréquents « brouillards devant les yeux » survenant surtout le matin; la vue avait baissé progressivement dans un de ces cas,, ainsi que chez un autre malade, depuis le début de la maladie.

Les *troubles psychiques* ont été diversement appréciés; pour Vulpian, à une période avancée, l'activité cérébrale diminue légèrement, avec exagération de l'impressionnabilité; Ball, puis Parant, Borghésio, ont signalé des troubles vésaniques. M. Brissaud essaie de réhabiliter les Parkinsoniens, dont la lucidité d'esprit peut, dit-il, être définitivement conservée. Mais, il existe, chez eux, une sorte de « soudure » intellectuelle; ils ressemblent aux curarisés « qui ne peuvent plus mentionner leur volonté tout en continuant à percevoir toutes les sensations ». Il peut exister, en plus, un véritable délire de suspicion, motivé par ce fait que l'entourage, rebuté, finit par délaisser le malade, ce qui l'affecte profondément, mais, fréquemment, les troubles intellectuels sont plus apparents que réels.

Nous avons pu vérifier l'exactitude de cette dernière assertion; les malades, continuellement agacés par les douleurs, souffrant d'un besoin incessant de déplacement, qu'ils ne peuvent satisfaire, dès que la rigidité est suffisamment accentuée, s'expriment, en outre, d'une voix monotone, d'un ton pleurard, réclament sans cesse qu'on s'occupe d'eux, et paraissent aisément grognons, désagréables, égoïstes, à leur entourage, mais si l'on vient à causer avec eux, on est frappé de la netteté et de la lucidité de leurs réponses. Cependant, dans 21 cas, les malades interrogés sur ce point, s'étaient aperçus de troubles intellectuels. Ceux-ci surviennent, d'ordinaire, dès le début de la maladie; ils sont de deux ordres ;

Le plus souvent, il s'agit de *changements de caractère;* l'impressionnabilité s'exagère; les malades pleurent et se mettent en colère, pour un rien, sans motif suffisant, comme ils le reconnaissent eux-mêmes; beaucoup vivent dans un état continuel de frayeur, qu'ils ne s'expliquent pas. En outre, leurs facultés affectives se concentrent sur eux-mêmes; ils deviennent indifférents à tout, apathiques, ne se souciant plus du monde extérieur, se désintéressant des êtres et des choses qu'ils aimaient auparavant, mais ils s'inquiètent continuellement de leur état, vivent dans une peur continuelle de voir leur maladie s'aggraver. Souvent, enfin, les malades et leur entourage s'aperçoivent rapidement d'une tendance continuelle à la tristesse : ils deviennent taciturnes, recherchent l'isolement.

Souvent aussi, l'activité cérébrale est notablement diminuée : les malades perdent leur énergie, n'ont plus ni courage ni volonté, se fatiguent rapidement d'une lecture, d'un entretien un peu prolongé; quelques-uns ne peuvent concentrer longtemps leur attention sur un même objet; plusieurs enfin se sont aperçus d'une légère diminution de la mémoire.

Ainsi que Ball l'avait indiqué, les troubles intellectuels varient parallèlement aux autres symptômes, augmentant à chaque accroissement de la rigidité et du tremblement, ils s'atténuent lorsque ceux-ci demeurent quelque temps stationnaires.

4° Troubles de la nutrition générale. — Plusieurs auteurs se bornent à signaler un certain degré d'affaiblissement général, et seulement à la période terminale, des troubles de la nutrition générale, aboutissant à la cachexie.

On s'est davantage occupé des modifications des urines, mais les résultats sont contradictoires; chez deux malades de Charcot, Regnard trouve une diminution des sulfates, sans modification de l'urée; en 1877 (*Progrès méd.* 1er déc.), Chéron insistait sur la phosphaturie, qu'il attribuait à un épuisement nerveux, préparant de longue date la maladie; ses résultats ont été confirmés par Laporte (1) (0 cas de phos-

1. Laporte. *Th. Paris*, 1879.

phaturie sur 11 malades), par Mossé et Banal (1) (augmentation de l'urée et des phosphates, diminution de l'acide phosphorique complètement oxydé), enfin par Gauthier (de Charolles) (2) qui attribue la phosphaturie à la fatigue musculaire, laquelle jouerait un rôle considérable dans la genèse de la maladie.

Mais la phosphaturie n'a pas été rencontrée par de Saint-Léger (3) (9 cas négatifs), Démombré (4), Guntler (5), Berger (6).

Enfin, Luzzato (7) conclut de ses recherches et de celles des autres auteurs, qu'on trouve des modifications constantes, mais légères : augmentation de l'anhydride phosphorique et de l'acide sulfurique, d'une manière absolue, et par comparaison avec Az total; il attribue cette augmentation à l'activité plus considérable des processus d'oxydation, due à l'accroissement du travail musculaire.

Chez 19 malades, nous avons noté des troubles de l'état général, *dès le début de la maladie*.

Cinq fois, une simple sensation de fatigue, d'affaiblissement général, remarqué, par les malades, dès le début de la maladie, et même, dans un cas, précédant tous les symptômes.

1. Mossé et Banal. *Revue de Médecine*. 1889.
2. Gauthier de Charolles. *Lyon Médical*, 1888.
3. De Saint-Léger. *Th. Paris*, 1879.
4. Démombré. *Th. Paris*, 1880.
5. Guntler. *Arch. für Psych.* 1885, t. XIX.
6. Berger. Cité par Eichhorst, trad. franç., 1889.
7. Luzzato. *Rivista veneta di sc. méd.*, t. XIII, 8 oct. 1896.

Dans les 14 autres observations, cet affaiblissement s'accompagnait d'amaigrissement; dans 4 cas, cet amaigrissement s'est produit de quelques mois à 13 ans après l'apparition des autres symptômes; ceux-ci, peu accentués auparavant, ont progressé rapidement dès qu'apparut l'amaigrissement; en voici un exemple : une malade fut prise, à 32 ans, d'un tremblement intermittent, auquel s'ajoutèrent, à 45 ans, des troubles intellectuels (tristesse, changements de caractère, diminution de la mémoire). A 45 ans, elle maigrit de 20 kilos; peu après, le tremblement devint continu, des douleurs musculaires multiples et la rigidité ne tardèrent pas à faire leur apparition.

Chez 4 autres malades, l'amaigrissement a commencé dès le début de la maladie, et a, depuis, augmenté progressivement (l'un d'eux avait perdu 10 kilos en 4 ans). Tous les autres symptômes ont progressé de façon lente et continue, comme l'amaigrissement.

Enfin, dans les 6 autres cas, l'amaigrissement a précédé tous les signes de la maladie de Parkinson.

Une femme de 61 ans maigrit beaucoup et perd ses forces; peu après apparaissent le tremblement et la raideur : 1 an après, nous constatons tous les signes d'une maladie de Parkinson déjà avancée, en apparence (V. *Iconogr. de la Salpêtrière*, 1903, t. XV, pl. LII, fig. M et M'). Puis, l'amaigrissement s'étant arrêté, les symptômes étaient plutôt légèrement atténués, un an après.

Une autre malade, de 61 ans également, maigrit et

s'affaiblit rapidement, de façon considérable, et sans cause apparente; bientôt, surviennent des crampes dans les membres du côté droit, qui furent, en quelques mois, envahis par le tremblement et la rigidité, en même temps qu'apparaissaient des troubles vasomoteurs généralisés et des troubles intellectuels et oculaires.

A la suite d'une vive frayeur et de grandes fatigues, une domestique de 35 ans maigrit de 12 livres en quelques mois; cet amaigrissement est bientôt suivi de douleurs musculaires, puis, des autres signes de la maladie.

Chez les 3 autres malades, l'amaigrissement, précurseur de la maladie, s'est accompagné de phénomènes neurasthéniformes : céphalée, douleurs de nuque et le long du rachis, insomnie, troubles dyspeptiques, etc.; au moral, aboulie, asthénie intenses. Nous avons, dans un de ces cas, assisté à deux poussées subaiguës de la maladie; elles ont été, chaque fois, précédées et accompagnées de la recrudescence de ces troubles de la santé générale, qui se sont atténués après chaque poussée subaiguë.

Mais ces troubles de l'état général sont loin d'être constants; ils faisaient complètement défaut dans treize observations, en dehors, bien entendu, de la cachexie terminale. Plusieurs malades ont même légèrement augmenté de poids, pendant que la maladie s'aggravait.

L'analyse des urines a été faite, chez 8 de nos malades, pendant les périodes d'aggravation et en dehors d'elles.

Une seule fois, seulement, il y avait de la phosphaturie (4 gr. 15) qui a été trouvée à diverses reprises chez une parkinsonienne en voie d'aggravation rapide. Dans aucun des autres cas, les phosphates n'ont excédé 2 gr. 50, même pendant les périodes d'aggravation. L'urée était toujours en quantité sensiblement normale, avec un rapport azoturique voisin de 80. Les chlorures, plutôt augmentés, en général.

CHAPITRE III

ÉVOLUTION ET TRAITEMENT

§ I. ÉVOLUTION

Sans revenir sur l'évolution de chaque symptôme en particulier, nous voudrions esquisser, à grands traits, l'évolution générale de la maladie, d'après nos observations.

Nos 32 cas comprennent 13 hommes et 19 femmes (plus les deux femmes dont nous avons fait l'autopsie et dont nous ne comptons pas l'observation) : mais il ne faut pas oublier qu'on voit surtout des femmes, à la Salpêtrière.

Nous n'avons rien trouvé dans l'*étiologie* qui puisse renseigner sur la cause de la maladie : peu de nos malades avaient des tares familiales de quelque importance; 3 étaient fils d'alcooliques, un autre, fils de nerveux, avait une sœur épileptique; les descendants, nés avant la maladie ne présentent, en général, rien de particulier, cependant, une parkinsonienne avait une fille hystérique, une autre était mère d'une épileptique; un parkinsonien avait deux fils atteints de myopathie.

avec rétractions musculo-tendineuses très prononcées. Dans deux cas, seulement, la maladie semblait familiale; le frère d'un de nos malades serait, d'après ses dires, également atteint; un autre nous dit que son père a présenté, pendant 30 ans, un tremblement analogue au sien.

Quant aux parkinsoniens eux-mêmes, ils sont, pour la plupart, des gens nerveux, impressionnables. Deux d'entre eux étaient sujets, de longue date, au tremblement émotif. Assez souvent, on trouve des signes non équivoques d'arthritisme : douleurs rhumatoïdes, ou même rhumatisme vrai, migraines, névralgies diverses. Dans 5 cas, seulement, l'éthylisme était indéniable. Un seul de nos malades était sûrement syphilitique.

Un certain nombre d'auteurs, parmi lesquels Dana, ont récemment attribué une certaine importance aux *infections* et aux *intoxications*, dans la genèse de la maladie de Parkinson. En fait, de Saint-Léger, Frank, R. Fry (1) l'ont vue débuter à la suite d'une fièvre typhoïde. Romberg (2), Leroux (3), à la suite d'accès de fièvre intermittente, Lannois (4) à l'âge de 12 ans, après une rougeole. Mais ces cas de début post-infectieux sont isolés; certains mêmes, ne doivent être admis qu'avec une extrême réserve : par exemple, ce-

1. Frank, R. Fry. *Journ. of nerv. and ment. diseases*, août 1897, p. 165.
2. Romberg. *Klin ergeb Berlin*, 1846.
3. Leroux. *Th. Paris*, 1880.
4. Lannois. *Lyon Médical*, 1894, n° 11, p. 465.

lui de Crespin (1) concernant une demoiselle qui, à la suite d'une scarlatine avec albuminurie, présenta tous les symptômes de la maladie de Parkinson, lesquels disparurent, au bout d'un an, en même temps que l'albuminurie, ou encore, celui de Bernardt (2) qui vit chez un jeune homme de 16 ans, un tremblement à caractère parkinsonien apparaître après une rougeole, accompagnée d'hémiplégie.

Dans aucune de nos observations, nul rapprochement n'est possible entre le début de la maladie et une infection quelconque. Un certain nombre de nos malades étaient, au contraire, doués d'une excellente santé habituelle et ne se rappelaient d'aucune maladie depuis leur enfance. Glorieux avait, en 1897 (Congrès de neurol., Bruxelles), fait la remarque que la maladie, fréquemment observée à Bruxelles, ne s'attaque qu'à des victimes de choix, ayant toujours joui d'une excellente santé, et appartenant à des familles où la longévité est traditionnelle.

Le *traumatisme* incriminé par plusieurs auteurs, comme cause occasionnelle, n'a joué ce rôle dans aucune de nos observations.

Il n'en est pas de même des *émotions* et de la *fatigue* : 15 fois, les malades faisaient remonter les premiers symptômes à une violente émotion, surtout de nature déprimante : frayeurs, chagrins, plus rarement, discussion ou colère; 15 fois également, la cause occasionnelle était une fatigue, du surmenage; quel-

1. Crespin. *Th. Lyon*, obs. XX.
2. Bernardt. *Klin. Wochen*, 1880, n° 25.

ques malades ont vu, comme Krafft Ebing (1) en a signalé un exemple, le tremblement et la rigidité envahir, tout d'abord, un membre particulièrement fatigué habituellement, par leur profession. Assez souvent, la cause morale et la fatigue physique se trouvent réunies chez le même malade.

Il nous semble que la maladie apparaît, de préférence, de 40 à 60 ans; 11 fois elle a commencé entre 50 et 60 ans, 8 fois de 40 à 50. Dans 5 cas, elle n'a débuté qu'après 60 ans, avec l'âge de 65 ans comme limite extrême; dans 8 autres, les premiers symptômes se sont montrés avant 40 ans (une fois à 25, une autre à 27 ans, les 6 autres après 30 ans).

Nous ne reviendrons pas sur ce que nous avons dit (p. 16) sur le mode de début; parfois, le tremblement apparaît brusquement, nous ne connaissons, jusqu'ici, aucun exemple de rigidité apparaissant avec la même soudaineté.

Il nous reste à étudier l'ordre dans lequel se succèdent les différents symptômes, la marche et la durée de la maladie.

Le mode de succession et de groupement des divers symptômes est des plus variables, et a permis de décrire diverses *formes cliniques*.

Dans 4 cas, le tremblement a débuté brusquement, à la suite d'une vive émotion; dans 7 autres, où il est apparu peu à peu, il représentait le phénomène initial.

D'autres fois, l'attention des malades est attirée, tout d'abord par les douleurs : céphalée, crampes,

1. Krafft-Ebing. *Wien. Klin. Woch*, 1899, n° 3.

douleurs névralgiformes périphériques (5 cas), ou, plus rarement, par l'un des troubles dépendant de la rigidité : lenteur et gêne des mouvements, affaiblissement des membres atteints par la rigidité.

Dans un cas, la sensation de chaleur exagérée avait été, avec un tremblement émotif intermittent, le seul signe pendant 2 ans.

Enfin, dans 7 observations, les troubles de la nutrition générale ont ouvert la scène : fatigue simple, chez un malade et amaigrissement chez 6 autres, avec 3 fois des troubles ressemblant singulièrement à ceux qui caractérisent la neurasthénie.

Parfois, plusieurs symptômes apparaissent ensemble ; 2 fois, le tremblement et des signes de rigidité sont survenus simultanément. On peut observer l'apparition simultanée de tous les symptômes que nous venons d'énumérer.

Une fois constituée, la maladie se complète de façon et avec une rapidité variables. Nous avons fait remarquer la précoce apparition des troubles vaso-moteurs (chaleurs, sueurs, salivation, œdèmes), des troubles encéphaliques (vertiges, céphalée, troubles oculaires, troubles intellectuels). Ces troubles sont appréciables, le plus souvent, dès le début de la maladie, ou, tout au moins, avant que le tableau symptomatique soit au complet. La pulsion nous paraît suivre de près l'apparition de la rigidité; la lenteur et la gêne des mouvements ne sont manifestes que lorsque la rigidité est déjà notable au palper; les attitudes vicieuses, les déformations des membres et du rachis, enfin, les rétractions tendineuses qui sont la cause de ces déformations n'apparaissent qu'à une phase avancée de la maladie, alors que la rigidité est considérable et généralisée.

On a décrit des *formes frustes*, caractérisées par l'absence de la rigidité ou du tremblement, enfin, des formes partielles, dont la plus fréquente est l'hémiplégie parkinsonienne, l'hémiparkinson.

Nous avons déjà parlé d'un cas dans lequel le tremblement avait disparu, pendant plusieurs mois; une autre malade, parkinsonienne depuis 4 ans, était atteinte de tremblement, avec troubles vaso-moteurs, changements de caractère, affaiblissement général : ses mouvements avaient conservé toute leur souplesse et leur agilité, si bien qu'elle ne présentait, ni facies figé, ni attitude spéciale, mais, au palper, la rigidité était nette dans les biceps et les muscles fléchisseurs de l'avant-bras. Nous avons observé plusieurs cas d'hémiparkinson, mais, toujours, il était possible de retrouver, de l'autre côté, une ébauche de rigidité, ou d'y éveiller le tremblement : par la suite, nous avons, observé, chez quelques-uns de ces malades, l'envahissement de l'autre côté du corps, si bien qu'en définitive, nous croyons que, pour la maladie de Parkinson, la distinction de formes frustes ou de formes partielles est absolument injustifiée; il ne s'agit là que de modes différents de début, la maladie pouvant rester assez longtemps stationnaire, à un de ces états.

La *marche* de la maladie est extrêmement variable; elle s'accroît progressivement, ou par poussées séparées par des périodes de durée indéterminée, pendant lesquelles elle reste stationnaire. Vulpian parlait même de rémissions.

Faisons remarquer que les causes morales et la fatigue qui, si souvent, jouent le rôle de causes occasionnelles, se retrouvent fréquemment, à l'origine des poussées d'aggravation de la maladie; cela est très net dans plusieurs de nos observations. Il en est de même des troubles de la nutrition générale : toutes les fois que nos malades étaient atteints de fatigue générale, survenant sans cause nette, et surtout, si elle s'accompagnait d'amaigrissement, il ne tardait pas à se produire une rapide aggravation de tous les symptômes; bien souvent, la maladie cessait de s'accroître, lorsque les malades arrivaient à retrouver leurs forces et leur poids primitifs.

La *durée* ne peut être fixée, même approximativement : les variantes sont telles que Holm (1) a pu dire que la maladie de Parkinson ne diminue pas considérablement la vitalité : dans nos obs. I à III, elle a abouti à la mort une fois (II) en 5 ans, une autre (III) en 6 ans; dans le 3e cas, pendant 15 ans, les symptômes s'étaient réduits à un tremblement monoplégique, puis rapidement étaient apparus les autres symptômes; à partir de ce moment, la marche a été rapide, aboutissant, en 2 ans, à la mort dans le marasme. Pour aucun de nos autres parkinsoniens, nous ne saurions pronostiquer la durée et l'évolution de la maladie; elle

1. Holm, *Causes et marche de la maladie de Parkinson*, Copenhague, 1897.

fait plus de progrès en quelques mois, que chez d'autres, en plusieurs années, et les périodes, de durée indéterminée, pendant lesquelles elle demeure stationnaire peuvent s'observer à toutes les phases de son évolution.

§ II. — TRAITEMENT

Il doit remplir deux indications : diminuer, autant que possible, les symptômes les plus pénibles : tremblement, rigidité et douleurs; combattre les troubles de la nutrition générale.

1° Traitement palliatif des principaux symptomes. — Nous avons essayé un certain nombre des remèdes proposés par divers auteurs; le borate de soude, ordinairement mal supporté par l'estomac, ne produit aucun effet; il en est de même du salicylate de soude et des analgésiques, tels que l'antipyrine, le pyramidon. Les granules de sulfate de duboisine n'ont, dans aucun cas, produit l'amélioration passagère observée par MM. Marie et Francotte, après l'administration de ce médicament.

Plusieurs de nos malades ont éprouvé une certaine diminution du tremblement et de la rigidité, sous l'influence du bromhydrate d'hyoscine ou de scopolamine qui peuvent être employés en injections hypodermiques, ou en potion.

Employé en injections hypodermiques, en solution aqueuse, à doses de 3 à 5 dixièmes de milligrammes, le *bromhydrate d'hyoscine* améliore, presque toujours, le tremblement, la rigidité et l'endolorissement musculaires, pendant les 24 ou 48 heures qui suivent l'injection. Malheureusement, les malades éprouvent presque toujours, un quart d'heure après l'injection, des étourdissements, avec pesanteur de tête, troubles de la vision, voire même des sensations vertigineuses. Ces malaises ne se dissipent souvent qu'au bout de plusieurs heures. De plus, l'heureux effet de la médication ne tarde pas à s'atténuer, si on le prolonge.

Aussi, préférons-nous donner le bromhydrate d'hyoscine en potion : l'effet est peut-être un peu moindre, mais on évite les malaises dus au médicament, ou, du moins, ils sont très atténués. Nous employons la formule préconisée par Williamson et Bury (Lancet, 19 avril 1902).

Bromhydrate d'hyoscine	0 gr. 006 milligrammes
Eau chloroformée . . .	180 grammes

(Nous remplaçons souvent l'eau chloroformée par l'eau bromoformée).

Une cuillerée à café après chacun des deux principaux repas, dans un demi verre d'eau.

Le bromhydrate d'hyoscine peut être remplacé, dans cette potion, par le *bromhydrate de scopolamine*, qui exerce une action analogue, et peut être employé à des doses un peu plus fortes, sans inconvénients. Plusieurs malades nous ont dit se trouver mieux soulagés et moins incommodés par la scopolamine, que par l'hyoscine.

Lorsque survient l'accoutumance, on peut permettre au malade d'augmenter progressivement les doses, sans jamais dépasser 6 à 8 cuillerées à café par jour, de la potion contenant l'hyoscine ou la scopolamine. Quel que soit l'effet produit, il est prudent de suspendre, au bout de 10 à 15 jours, la médication, pendant plusieurs jours, pour éviter l'intoxication.

Lorsque les malades sont devenus particulièrement impressionnables, nous leur conseillons, en même temps, de petites doses de *valérianate d'ammoniaque*, dont l'effet sédatif est souvent remarquable chez les Parkinsoniens.

Les *agents physiques* sont, à notre avis, préférables aux médicaments. Le *massage*, pas trop violent, a notablement amélioré la rigidité, dans presque tous les cas où il a été employé; cette amélioration n'est pas factice, comme celle due à l'hyoscine ou la scopolamine; la rigidité diminue réellement, les déformations des membres et du tronc s'atténuent, et ces bons résultats se maintiennent pendant quelque temps (plusieurs mois à près d'un an et demi, dans nos observations).

Plusieurs malades, soumis à de courtes séances *d'électricité statique* ou de *courants de haute fréquence*, ont éprouvé une notable amélioration, du tremblement et de la rigidité.

Les *bains chauds* à 38° ou 40°, quand ils sont bien supportés, procurent également, à certains malades, une sensation de bien-être, de détente de la rigidité, et du tremblement.

Le massage, l'électricité et les bains, conviennent surtout aux malades encore peu atteints par la maladie. Lorsque celle-ci est très avancée, en particulier, lorsque la rigidité est considérable, leur effet salutaire diminue; c'est alors surtout qu'on peut recourir à l'hyoscine et à la scopolamine.

Tous ces moyens ne sont que palliatifs, et n'entravent nullement la progression de la maladie.

2° Traitement des troubles de la nutrition générale. — Frappé par la rapide aggravation des symptômes, qui accompagne tout amaigrissement nouveau nous nous sommes efforcé de combattre, autant qu'il était possible, les troubles de la nutrition générale, qui, nous l'avons dit, apparaissent, par poussées irrégulières, au début et dans le cours de la maladie.

Divers essais de régime n'ont rien donné. Nous avons, sans succès, essayé la *lécithine*, notamment chez une malade atteinte de phosphaturie avec recrudescence des principaux symptômes, au moment des poussées d'amaigrissement.

Au contraire, les *arsenicaux*, employés sous forme de *granules de Dioscoride, d'arséniate* ou de *cacodylate de soude*, aux doses ordinaires, ont produit, chez plusieurs malades, une rapide augmentation de poids, avec atténuation des principaux symptômes, durant un certain temps.

Enfin, dans une demi-douzaine de cas, les malades ont accusé une sensible amélioration, après l'emploi prolongé pendant plusieurs mois (avec interruptions de 10 jours par mois) du *sérum de Trunecek* en injections hypodermiques ou de préférence, en potion, ainsi formulée :

Sulfate de potasse........	} ââ	4 gr.
Sulfate de soude...........		
Chlorure de sodium.........		50
Phosphate de soude.........		1,5
Carbonate de soude		2

Pour un litre d'eau. Une cuillerée à bouche au début des 2 principaux repas, dans un demi-verre d'eau, pendant 20 jours par mois.

DEUXIÈME PARTIE

RECHERCHES ANATOMO-PATHOLOGIQUES

CHAPITRE Ier

5 OBSERVATIONS AVEC AUTOPSIE ET EXAMEN HISTOLOGIQUE

OBS. I. — Ler..., 47 ans, cocher-livreur (malade du service de M. le Professeur Raymond).

Histoire clinique.

Père mort à 66 ans, avait, depuis l'âge de 30 ans, un tremblement des 4 membres, que le malade dit identique au sien. *Mère* morte d'une affection cardiaque à 50 ans. Une *sœur* morte à 40 ans de cause inconnue. Le malade a *8 enfants* bien portants.

Le malade, cocher-livreur, depuis son retour du régiment, a toujours été bien portant. Pas d'affection vénérienne. Depuis l'âge de 20 ans, il boit habituellement 3 litres de vin par jour, quelquefois plus. Aucun signe d'éthylisme. Tempérament nerveux, mais sans tare spéciale.

A 30 ans, sa main droite, qu'il sentait fatiguée depuis quelque temps, (et qui était moins forte que la gauche) se met à trembler. A 45 ans, à la suite de violents chagrins de famille, le tremblement gagne la main gauche,

6 mois après, apparaissent un affaiblissement général et des douleurs musculaires dans tout le corps. Ces symptômes augmentant progressivement, il dut abandonner son métier, et entrer, en février 1902, dans le service de M. Raymond.

A cette époque, il marchait encore bien: sa main droite était inerte, il pouvait encore se servir de sa main gauche pour manger, par exemple.

Aggravation progressive: en mai il s'alite, et devient bientôt complètement impotent, avec incontinence complète des sphincters.

Examen en juillet 1902.

Cachectique, aspect sénile disproportionné d'avec son âge. Le malade présente tous les signes de la maladie de Parkinson, à un stade avancé.

Tremblement. — Généralisé aux 4 membres, il est assez intense pour agiter le lit.

Menu au repos, assez rapide, il se compose d'oscillations verticales de chacun des 4 membres, avec, aux deux mains, le mouvement classique d'« émiettement » du pouce. — Très exagéré par les mouvements intentionnels, ou dès que les membres ne sont plus appuyés, il diminue par la constriction des membres. — La mâchoire tremble parfois.

Attitude. — Elle réalise le type de flexion. Face figée, tête projetée en avant, le menton touchant presque le sternum. Bras collés au corps, avant-bras demi-fléchis, poignets en extension. Premières phalanges fléchies; les doigts, étendus, sont réunis en faisceau, le pouce opposé. Cyphose dorsale supérieure, notable, partiellement réductible. Genoux légèrement fléchis. Pieds en équin, les 4 derniers orteils recroquevillés.

Motilité. — Le malade ne peut se retourner, ni se soulever dans son lit, mais peut faire quelques pas, soutenu par deux aides. Mouvements très limités des membres supérieurs, qu'il ne peut porter à sa bouche: tête à peu près immobile sur le cou: les peauciers de la face n'ont plus qu'une ébauche de contraction. Mastication et déglutition très lentes et pénibles. Difficulté à remuer la langue et à tousser.

Les mouvements passifs d'extension des divers segments des membres sont incomplets, limités par la rétraction des fléchisseurs, surtout aux mains et aux genoux.

Etat des muscles. — Masses musculaires peu volumineuses; atrophie prononcée des muscles pectoraux et des extenseurs du rachis. Les muscles des membres ont encore une certaine force, résistent assez bien aux mouvements passifs; la *rigidité* prédomine : aux biceps brachiaux, aux muscles de la face antérieure des avant-bras : elle est également intense à tous les groupes musculaires des membres inférieurs.

Réflexes tendineux. — Notablement exagérés aux tendons suivants : triceps brachiaux; extenseurs et fléchisseurs des avant-bras, tendon rotulien. Le relèvement brusque du pied produit un pseudo-clonus par exagération de tremblement.

Le signe de Babinski ne peut être recherché, à cause de l'immobilité des orteils.

Réactions électriques (juillet). Electrode indifférente de 50 centimètres carrés sur la région sternale, électrode différente de 2 cm. 1/2 de diamètre. Examen faradique avec la bobine à fil moyen, intermittences espacées. Examen galvanique avec la clef double. Examen rendu très difficile par l'intensité de la raideur et du tremblement, ainsi que par le besoin incessant de changer de place. Muscles examinés appartiennent au membre supérieur gauche.

Résultats qualitatifs. — A tous les muscles N c f > P c f avec contraction vive.

Résultats quantitatifs. — Biceps. *Farad :* il faut 95 m/m d'écartement pour obtenir une contraction.

Galvaniquement : 1re N c f à 2 milliampères 5 avec 17 volts.

Long supinateur *Farad* = C à 90 m/m. *Galvaniquement :* 1re N c f à 5 milliampères (25 volts).

Extenseur commun des doigts : *Farad:* C à 90 m/m. *Galvaniquement :* 1re N c f à 5 milliampères (21 volts).

Fléchisseur commun superf. *Farad* à 80 m/m. *Galvaniquement* 1re N c f de 8 à 10 milliampères (30 volts), C encore faibles à 15 milliampères.

Pas de *troubles sensitifs*.

Sialorrhée. — Sensation de chaleur exagérée.

Digestions bonnes.

Poumons : emphysème, Tuberculose cavitaire des deux sommets.

Cœur normal.

Urines 1 litre en 24 heures.

Artères partout sinueuses et dures.

Peau ridée, terreuse, squammeuse, mince et se plissant bien partout.

Liquide céphalo-rachidien (ponction bombaire le 16 juillet) clair, sans éléments figurés. La ponction soulage, pendant quelques jours, le malade.

Troubles psychiques. — Le malade est devenu, depuis sa maladie, triste, sombre, indifférent à tout. Besoin incessant qu'on le remue.

La cachexie progresse rapidement. Escarre sacrée, prostration, mort dans le coma le 26 juillet. Fièvre pendant les derniers jours.

Autopsie (28 heures après la mort).

Cadavérisation assez avancée. Larges placards ecchymotiques dans le dos.

Cyphose presque complètement disparue.

On arrive, en forçant, à étendre complètement les membres : on peut se rendre compte que la limitation des mouvements était due à la rétraction musculaire : les articulations ne présentent aucune lésion.

Symphise pleurale droite totale. *Emphysème pulmonaire* généralisé. Nombreux tubercules et cavernes dans les deux poumons.

Cœur petit, violacé. Pas de lésion orificielle ni de caillots. Dilatation notable des cavités droites.

Aorte partout indurée avec points calcifiés. Pas d'ectasie.

Foie congestionné, marbré de plaques jaunâtres.

Voies biliaires perméables, sans lésions.

Reins. Volume normal. Aspect violacé, congestionné, se décortiquent assez bien. Quelques petits kystes.

Intestins, péritoine, rate, capsules surrénales, pancréas, rien à noter.

Corps thyroïde présente 2 lobes et une pyramide bien développés. Poids 20 grammes.

Colonne vertébrale. Pas de déformation des vertèbres, articulations saines.

Centres nerveux. Aucune lésion apparente.

Muscles pas notablement atrophiés aux membres. Coloration un peu pâle. Consistance légèrement supérieure à la normale.

Pannicule adipeux, partout très réduit. *Peau* mince, doublée d'un tissu connectif dense, très adhérent, d'aspect scléreux.

Examen histologique.

Viscères. — Lésions du *foie* et des *reins* analogues à celles qu'on observe dans les infections chroniques. Congestion et emphysème *pulmonaires*, légère sclérose *du pancréas*. Aucune lésion appréciable de la *rate*, du *corps thyroïde* et des *capsules surrénales*. Léger épaississement et fibrose des parois de plusieurs grosses artères des membres.

Peau de la cuisse droite, épaississement du derme, légère sclérose de l'hypoderme.

Centres nerveux. — Aucune lésion dégénérative appréciable, soit par la méthode de Weigut-Pal, soit par celle de Marchi, ni dans la moelle, étudiée à ses principales régions, ni dans le bulbe, la protubérance, le cervelet ou le cerveau, ce dernier étudié sur des coupes totales horizontales de l'hémisphère gauche.

Pas de lésion notable des cellules nerveuses, étudiées par la méthode de Nissl, en aucun point des centres nerveux, sauf un peu de chromatolyse, de pigmentation et la vacuolisation de quelques cellules de la moelle, ou des noyaux bulbo-protubérantiels (ces lésions n'ont aucune valeur, l'autopsie ayant été faite par un temps très chaud et la cadavérisation étant déjà très avancée).

Canal de l'épendyme, partout oblitéré par des débris cellulaires. Pas de lésions inflammatoires aiguës ou chroniques, des centres nerveux ou des méninges.

Vaisseaux sanguins dilatés, remplis de sang. Parois très légèrement épaissies, sans autre lésion appréciable.

Nerfs périphériques. — Nous avons examiné : membre supérieur : *collat ext. et int. des doigts branche perforante d'un N interosseux. Nerf d'un muscle lombrical, rameau cutané palmaire du médian : tronc du radial, du cubital et une de ses branches musculaires, tronc du médian et une de ses branches.* Membre inférieur : *plantaires externe et interne, rameaux des 2 saphènes internes, nerfs musculaires du court fléchisseur du Ve orteil, et du 1/2 tendineux. Tronc du sciatique et de ses 2 branches de bifurcation du N. crural et du tibial postérieur, avec une de ses branches.*

Sur des dissociations, après l'action de l'acide osmique, quelques rares boules de myéline surtout dans le N radial et les collatéraux des doigts. Légère exagération du tissu interstitiel dans les N du lombrical et du court fléchisseur du Ve orteil. Sur des coupes de tous ces nerfs traités par la méthode de Marchi, quelques lésions récentes insignifiantes.

Pas de lésion dans 2 *ganglions* des racines postérieures (*régions cervicale et lombaire*).

Aucune lésion appréciable dans le *tronc du sympathique droit, du grand splanchnique gauche* et dans le *ganglion semi-lunaire droit.*

Muscles. — Muscles examinés : Membre supérieur : *muscle lombrical de l'éminence thénar, extenseur commun et fléchisseur commun profond des doigts. Biceps.* Membre inférieur: *court fléchisseur du Ier et du Ve orteil, jumeau externe. 1/2 tendineux, fléchisseur commun des orteils.* Noyaux peut-être légèrement augmentés de nombre dans plusieurs de ces muscles avec légère augmentation du tissu fibreux interfasciculaire, et peut-être un très léger degré d'atrophie de certaines fibres, particulièrement dans les muscles de la main.

Obs. II. — Femme Ko..., 60 ans (malade du service de M. le Pr Raymond).

Histoire clinique.

Parents morts octogénaires. Une sœur en bonne santé, 1 fils de 38 ans, bien portant. Deux autres enfants sont morts.

Pas d'autre maladie qu'une scarlatine et une variole. Pas de rhumatismes. Tempérament nerveux, impressionnable.

En 1897, à la suite de chagrins, remarque que son pied droit enfle quand elle est fatiguée; apparition de douleurs dans l'épaule gauche et de tremblement de la main gauche (La malade, polisseuse, fatiguait exclusivement la main droite).

1898. Le tremblement, jusque-là intermittent, devient continu. Douleurs dans les membres inférieurs, raideur généralisée avec antépulsion. C'est en cet état qu'elle entra à la Salpêtrière.

Depuis, aggravation progressive : en 1901, le tremblement atteint la main droite, puis les jambes; en même temps la raideur augmente et oblige la malade à s'aliter. La cyphose qui tendait à s'établir, devient rapidement très marquée. En même temps, sensation de chaleur exagérée, sueurs profuses; auxquelles s'ajoute, en 1902, une salivation abondante et continuelle.

1er Examen. Juillet 1902.

Malade presque squelettique, complètement impotente; peau terreuse, avec varicosités aux pommettes. Aspect sénile. On constate tous les symptômes de la maladie de Parkinson, à un stade avancé.

Tremblement. — Localisé aux membres supérieurs, consiste en petites oscillations horizontales de l'ensemble du membre; devient considérable dès que la main n'est plus appuyée et pendant les mouvements.

De temps à autre, tremblement du maxillaire.

Attitude. — C'est celle du type de flexion : la *tête* projetée en avant, au maximum, les avant-bras et les genoux, demi-fléchis. Les extrémités présentent des déformations considérables : aux mains, surtout à droite, les 4 derniers doigts réunis en faisceau sont rejetés en masse vers le bord cubital de la main, la 1re phalange est en demi-flexion, les deux dernières, en hyperextension telle, qu'il y a de véritables subluxations des articulations.

Le pouce, légèrement fléchi, est opposé aux autres doigts. Les pieds sont en varus équin, le gros orteil, subluxé en dehors, chevauche sur les autres, recroquevillés vers la plante. Le tronc présente une cyphose considérable, déformation étendue à toute la colonne dorsale. *(Voir la photographie reproduite in Iconogr. de la Salpêtrière,* 1902 n° 5, pl. XLIX, C). Cette déviation est absolument irréductible. Les dernières côtes sont notablement éversées en dehors.

Motilité. — Elle se réduit à d'obscurs mouvements d'extension et de flexion des genoux, et à quelques mouvements de l'avant-bras gauche; extension et flexion très limitées, pronation et supination partielle; légers mouvements du pouce, les autres doigts demeurant absolument inertes. Tous ces mouvements se font sans aucune force. La *tête* est absolument immobile, les traits figés; seuls, les yeux et les paupières ont conservé toute leur mobilité. La malade éprouve une certaine gêne à ouvrir la bouche, à tirer la langue; déglutition lente, voix faible, monotone.

Les mouvements passifs d'extension des avant-bras et des jambes sont rapidement limités par la tension des fléchisseurs qui sont rétractés et opposent une résistance invincible. Si on essaie de forcer, la malade accuse une sensation douloureuse, au niveau de leurs insertions.

État des muscles. — Atrophie considérable de tous les muscles, qui apparaissent comme des cordes, présentant divers degrés de rigidité. L'atrophie prédomine au niveau des muscles de la main. La rigidité est surtout marquée, aux membres inférieurs, à tous les muscles de la cuisse; aux membres supérieurs, elle prédomine aux fléchisseurs antibrachiaux et au biceps, dont la plus légère excitation mécanique détermine de vives contractions fasciculaires.

Réflexes tendineux. — Exagérés aux poignets (fléchisseurs) et aux biceps (surtout à droite). Percussion du tendon rotulien détermine une vive contraction du quadriceps fémoral, sans projection de la jambe.

Impossibilité de rechercher le *signe de Babinski*, en raison de l'état des orteils.

Aucun *trouble sensitif*. *Salivation* abondante. La malade est, en tous temps, à peine couverte. Son *caractère*, auparavant gai, est devenu triste, taciturne, irascible, avec besoin incessant d'être changée de position, et, par moments, torpeur complète.

L'affaiblissement et la cachexie augmentent progressivement; le tremblement, la raideur et les déformations sont de plus en plus marquées; en novembre, apparition d'une escarre sacrée; dès lors, s'établit une fièvre rémittente, à maximum vespéral aux environs de 38° avec, de temps à autre, des poussées plus élevées.

En janvier 1903, l'atrophie musculaire est extrême; le tremblement tend à changer de caractère : il se produit par petits accès intermittents; aux mouvements horizontaux de l'avant-bras, devenus très légers, s'ajoutent des alternatives de flexion et d'extension des doigts plus considérables. Les réflexes tendineux ont augmenté d'intensité.

Mort le 22 janvier, dans le coma. Pendant les derniers jours, le thermomètre atteignait 40° le soir, avec rémission matinale de 1°5.

Autopsie, 32 heures après la mort.

Cadavérisation peu avancée. Les déformations du tronc et des membres sont presque aussi prononcées que pendant la vie, et absolument irréductibles, ce qui est nettement dû aux rétractions des fléchisseurs, pour les membres.

Symphyse pleurale droite totale. Le *poumon droit* présente de nombreux tubercules fibreux, englobés dans un tissu de sclérose, et plusieurs abcès froids, pleins de pus caséeux, surtout volumineux dans le lobe inférieur.

Poumon gauche simplement emphysémateux.

Cœur de volume normal; myocarde épais, dur, rouge. Pas de lésion apparente. *Aorte* et gros vaisseaux souples, sans lésion apparente.

Foie de volume normal, présente l'aspect du « foie muscade ».

Reins petits, se décortiquent bien, substance corticale atrophiée.

Rate, pancréas, intestins, rien à noter.

Capsules surrénales volumineuses, très molles, jaunâtres, présentent à leur centre une vaste cavité.

Corps thyroïde bien développé. Poids 25 grammes.

Thymus, pas de vestiges appréciables.

Cerveau, aspect légèrement gélatineux de la pie-mère et des circonvolutions, au voisinage de la scissure de Sylvius. Liquide céphalo-rachidien, peu abondant.

Méninges rachidiennes très épaisses et indurées, au niveau des 2 premières racines cervicales, aspect normal ailleurs.

Moelle, rien à noter.

Nerfs, aspect normal. Nombreuses anomalies de trajet et de distribution.

Muscles, aspect un peu jaunâtre aux mollets et aux avant-bras. Coloration et consistance normales ailleurs.

Peau est épaissie au niveau du mollet, avec léger œdème dur du tissu cellulaire, qui est épaissi, plus adhérent qu'ailleurs.

Pas de lésion appréciable du rachis.

Examen histologique.

Viscères. — Légère sclérose du *cœur*, de la *rate*, du *pancréas*; dans les *reins*, sclérose des glomérules et de la capsule de Bowmann, dilatation et sclérose des vaisseaux sanguins dans tous les points de l'organe. *Foie*, légère cirrhose porto-biliaire et sus-hépatique, surcharge graisseuse autour des espaces portes. Dans le *corps thyroïde* et la *capsule surrénale* pas d'autre lésion qu'une légère fibrose interstitielle.

Centres nerveux. — Pas de lésion dégénérative (méthodes de Pal et de Marchi), ni de lésion cellulaire appréciable (méthode de Nissl), en aucun point des centres nerveux : *moelle, bulbe, protubérance, pédoncules cérébraux, cervelet, cerveau* (hémisphère droit étudié sur des coupes horizontales intéressant toute son épaisseur).

Canal de l'épendyme entouré de quelques cellules arrondies.

Vaisseaux sanguins légèrement dilatés : parois un peu épaissies et fibreuses.

Aucune lésion des ganglions *cervical inférieur* et semi-lunaire gauche du *grand sympathique* et de deux *ganglions spinaux*.

Pas de lésion dans aucun des *nerfs étudiés* (*branche du médian et du musculo-cutané droits, nerf du long supinateur; branche du crural*).

Muscles. — Dans le *droit antérieur* de la cuisse, multiplication considérable des noyaux interstitiels et du sarcolemme, inégalement répartie dans les divers faisceaux musculaires, dont un certain nombre sont particulièrements grêle. Lésions analogues dans le *fléchisseur communs upérficiel des doigts.* Elles sont bien moins marquées dans le *long supinateur* et dans le *biceps brachial.*

Peau (face postérieure du mollet droit). Notable épaississement fibreux du derme et de l'hypoderme, atrophie des papilles : épiderme normal.

Obs. III. — Femme Ham..., 64 ans, sans profession. Hospitalisée à la Salpêtrière, dans le service de M. le Pr Déjerine.

Histoire clinique.

Pas de renseignements sur les parents. Un frère mort aliéné, une fille hystérique.

Pas nerveuse, bonne santé habituelle.

Début en 1896 par des douleurs dans les membres, assez violentes, parfois, pour empêcher le sommeil. Un an après, apparition de la raideur, qui, bientôt gêne considérablement les mouvements.

1898. A la suite de chagrins de famille, apparition du tremblement, d'abord à la main droite, puis au pied droit. Augmentation simultanée de la *raideur*, qui s'accompagne de *propulsion*, et dont les progrès rendent bientôt la marche impossible : la taille, auparavant très droite, se voûte peu à peu. A la même époque, sensation continuelle de *chaleur exagérée, sueurs profuses*.

1901. Le tremblement envahit les membres du côté gauche; les progrès de la raideur obligent la malade à s'aliter définitivement.

1902. Tousse un peu, s'affaiblit beaucoup, ne peut exécuter que quelques mouvements du bras gauche et des jambes; bras droit complètement inerte.

Examen (juillet 1902). — La malade conserve encore un certain embonpoint, et un teint rosé: elle présente tous les signes de la maladie de Parkinson arrivée à une période avancée.

Tremblement. — Localisé aux membres supérieurs, prédomine à droite. Au repos, les bras appuyés, oscillations de moyenne intensité, agitant l'ensemble du membre. Notable exagération au moindre mouvement.

Attitude. — Celle du *type de flexion.* Face figée, tête projetée en avant, membres supérieurs en demi-flexion et pronation, poignets en extension; premières phalanges fléchies, les autres étendues, doigts en faisceau, le pouce opposé. Genoux légèrement fléchis, orteils recroquevillés et chevauchant. Colonne vertébrale, cypho-scoliose notable, irréductible.

Motilité. — Se réduit à quelques mouvements d'extension et de flexion des membres inférieur et supérieur du côté gauche. Inertie absolue du côté droit, du tronc et de la tête. Immobilité absolue de la face. La malade a peine à ouvrir la bouche et à déglutir; la langue ne peut être sortie de la bouche. Parole pénible, faible, monotone.

Etat des muscles. — Pas d'atrophie apparente; mais, au palper, les muscles ne présentent aucune dureté spéciale: leur consistance est « lipomateuse ». Cependant les muscles sont rétractés : l'extension passive de l'avant-bras est limitée par la tension du biceps brachial, appréciable à la vue et au palper; la rétraction des fléchisseurs de l'avant-bras empêche de redresser les doigts, surtout à droite, où les ongles entrent dans la paume. Extension des genoux impossible.

Réflexes tendineux. — Exagérés à gauche, au coude et au poignet. Ne peuvent être appréciés à droite, à cause de la raideur. Percussion du tendon rotulien, ne détermine aucun mouvement de la jambe, mais une vive contraction de tous les muscles de la cuisse (quadriceps et fléchisseurs).

Réflexes cutanés. — Faibles. L'immobilité des orteils ne permet pas d'étudier le réflexe plantaire.

Pas de troubles sensitifs.

Veinosités à la face. Pas de troubles vaso-moteurs apparents. Pas de salivation.

Peau. — Au niveau du côté externe du triceps brachial, peau épaissie, adhérente aux tissus sous-jacents, semble comme « capitonnée » et ne peut être mobilisée sur les plans profonds. Même état à la face postérieure des cuisses et des jambes. Aspect normal ailleurs.

Sénilité pas très exagérée.

Rapide apparition d'escarre sacrée. Mort dans le coma. Fièvre pendant les derniers jours.

Autopsie (23 heures après la mort).

Escarre sacrée très étendue. Cadavérisation pas très avancée. Les membres sont en demi-flexion, on a peine à les étendre complètement, surtout les avant-bras et les doigts qui, à droite, ne peuvent être complètement étendus. Déviation rachidienne persiste, mais moindre que pendant la vie.

Viscères. — *Poumons.* Emphysème généralisé. Pas de tuberculose ni de lésions récentes.

Cœur flasque, myocarde décoloré, jaunâtre, en surface et à la coupe. Surcharge graisseuse. Pas de lésions orificielles. Pas de caillots.

Pas de sclérose notable de l'*aorte* et des *gros vaisseaux*.

Foie gros, présente à la surface supérieure du lobe droit un gros kyste, dont la cavité, du volume d'une orange, contient une bouillie puriforme, très épaisse, jaunâtre, inodore, avec de nombreuses hydatides volumineuses, flétries. La paroi du kyste est épaisse, fibreuse. Le parenchyme hépatique est jaune pâle.

Voies biliaires perméables, sans lésions apparentes.

Reins. Le droit volumineux, le gauche de volume normal. Tous deux sont mous, et présentent une coloration jaunâtre.

Rate. Volume normal. Coloration violacée. Pulpe diffluente à la coupe.

Capsules surrénales, pancréas légèrement décolorés, de volume normal.

Intestins. Nombreuses cybales d'une dureté extrême.

Corps thyroïde présente deux lobes volumineux, de consistance ferme. Poids total 35 grammes.

Muscles. — Durs, surtout à droite. Coloration un peu pâle. Pas d'atrophie notable.

Système nerveux. — Caillots rouges, violacés, dans les artères vertébrales et le tronc basilaire. Congestion intense de la partie inférieure de la moelle et de la queue de cheval. Nerfs petits, semblent chargés de graisse.

Peau. — L'aspect spécial noté, en certains endroits, pendant la vie, semble dû à l'épaississement du tissu cellulaire sous-cutané qui est jaunâtre, lardacé, très adhérent à la peau et aux tissus sous-jacents.

Examen histologique.

Viscères. — Lésions infectieuses du *foie*, légère surcharge graisseuse.

Reins. Néphrite interstitielle chronique notable; légères lésions dégénératives de l'épithélium, légère congestion sanguine. *Pancréas*, légère sclérose. *Cœur* un peu de sclérose; fines granulations de graisse dans les fibres musculaires. Pas de lésion notable de la *rate*, du *corps thyroïde*. *Capsule surrénale* gauche : sclérose légère, quelques amas embryonnaires.

Plusieurs artères des membres ont des parois épaissies, fibreuses, surtout l'adventice.

Centres nerveux. — Pas de lésidns dégénératives (méthodes de Pal et de Marchi), dans aucune des principales régions.

Légère chromatolyse des cellules de la *moelle* dans la région lombaire (méthode de Nissl).

Très légère sclérose superficielle au niveau des cordons antéro-latéraux, à la région lombaire. Même lésion, très légère, dans les cordons de Gool, à la région cervicale et dans plusieurs racines. Dans le bulbe inférieur, le canal épendymaire, un peu dilaté, est rempli et entouré d'éléments arrondis.

Pas de lésion appréciable dans le *ganglion semi-lunaire* gauche, ni dans un ganglion *spinal* de la région dorsale supérieure.

Nerfs. — (*Radial droit et gauche, tronc du médian, du sciatique, du sciatique poplité externe et interne*, du côté droit).

Après fixation par l'acide osmique, la myéline paraît saine. Quelques très légères varicosités dans les fibres du médian. Sur des coupes longitudinales et transversales, le tissu interstitiel paraît très légèrement épaissi. Pas de lésion dégénérative notable au Marchi.

Muscles. — Dans le jambier antérieur droit, on constate après fixation par l'acide osmique, des granulations de graisse très nombreuses et très fines dans les faisceaux musculaires, dont la striation est, cependant, très nette. Accumulation considérable de graisse entre les faisceaux musculaires. (Ces lésions sont certainement, en partie au moins, dues à la cadavérisation, car la graisse interstitielle est, en de nombreux points, à l'état d'épanchement, et n'est plus contenue dans des cellules adipeuses). Pas de multiplication notable des noyaux. Lésions analogues, mais un peu moindres, dans les autres muscles examinés : *biceps brachial et fémoral; fléchisseur commun profond des doigts, plusieurs muscles de la main.*

Peau de la jambe : épaississement du derme, légère sclérose de l'hypoderme.

Obs. IV. — Femme de 52 ans, morte le lendemain de son entrée, dans le service de M. le Pr Raymond.

Examen à l'entrée (9 décembre 1902).

Malade présentant tous les signes de la maladie de Parkinson dans sa forme habituelle (type de flexion) à une période avancée.

Le tremblement est généralisé aux 4 membres, aux lèvres et au maxillaire inférieur.

L'habitus est celui du type de flexion: bras demi-fléchis, mains dans l'attitude classique, tête projetée en avant, cyphose notable.

La motilité se réduit à quelques mouvements des extrémités. On ne peut étendre complètement les avant-bras et les jambes, à cause des rétractions musculaires; il est difficile d'étendre les doigts de la main droite, plus aisé d'ouvrir la main gauche. La parole est très pénible; la malade ne répond que par monosyllabes peu intelligibles. Incontinence des sphincters.

Mauvais état général : langue rôtie, torpeur, large escarre au sacrum, vaste phlyctène contenant un liquide citrin située sur le dos du pied gauche. T 36°7 le matin, 37°5 le soir. Le lendemain, le thermomètre monte, le matin à 38°, l'après-midi à 41°. Mort à 5 heures du soir.

Autopsie. 40 heures après la mort. — Malade maigre, mais non cachectique; masses musculaires non atrophiées, se dessinent bien sous la peau. Cadavérisation peu avancée : quelques placards ecchymotiques à peine dessinés dans le dos.

Les membres supérieurs, placés en demi-flexion, ne peuvent être mis en extension complète, même en forçant. La *cyphose* persiste, mais moindre que pendant la vie. *Adhérences pleurales* anciennes, étendues à presque tout le lobe supérieur du *poumon* droit. Cependant, ceux-ci ne présentent pas trace de tuberculose, ancienne ou récente : ils sont simplement congestionnés partout, sans foyer de broncho-pneumonie. Emphysème des bords.

Ganglions trachéo-bronchiques, non augmentés de volume.

Cœur, volumineux, surchargé de graisse. Myocarde pâle.

Aorte, très allongée et légèrement dilatée. Parois partout indurées; plaque calcaire étendue de 1 centimètre 1/2 sur la portion horizontale de la crosse : deux plaques plus petites sur les valvules sigmoïdes. Coronaires largement perméables.

Foie, de volume normal, coloration uniformément pâle.

Reins, petits, rouges, se décortiquent aisément.

Rate, petite, violacée, assez dure.

Capsules surrénales, peu volumineuses.

Pancréas, intestins, rien à noter.

Corps thyroïde, présente 2 lobes et une pyramide bien développés. Poids 16 grammes.

Thymus, vestiges inappréciables.

La *peau* ne présente aucun épaississement sur les membres ou au tronc.

Cerveau. Légère induration des artères de la base. Pas de méningite ancienne ou récente. Liquide céphalo-rachidien, clair et abondant dans les ventricules. Aspect légèrement gélatineux des circonvolutions, surtout au niveau des lobules paracentraux.

Cervelet, moelle, rien à noter.

Examen histologique.

Viscères. — Très léger degré de sclérose rénale, surtout à la superficie de l'organe. *Foie:* Congestion, légère cirrhose porto-biliaire et sus-hépatique. Aucune lésion appréciable de la *rate*, du *corps thyroïde* ou des *capsules surrénales*.

Centres nerveux. — Pas de lésion dégénérative appréciable, par les méthodes de Pal et de Marchi, dans aucune des principales régions : cependant, quelques fibres du cordon de Goll, dans la région cervicale, se colorent mal, par la méthode de Pal.

Très légère chromatolyse, pigmentation et tendance à la forme globuleuse des cellules, de la moelle lombaire. Rien dans les autres parties de l'axe cérébro-spinal (méthode de Nissl).

Léger épaississement des parois vasculaires dans la moelle et dans la région bulbo-protubérantielle.

Aucune lésion appréciable dans les *ganglions semilunaires du grand sympathique*, ni dans le *N splanchnique* gauche.

Aucune lésion appréciable dans les *nerfs* examinés (*N médian musculo-cutané, branche du crural, tibial antérieur N. du jambier antérieur, rameau cutané de la jambe*, sur des dissociations après fixation par l'acide osmique, et sur des coupes. Cependant le N. crural et une de ses branches, traités par la méthode de Marchi, présentent quelques lésions récentes de la myéline, avec accumulation de graisse, interfasciculaire.

Muscles — (*biceps brachial, fléchisseur commun profond des doigts, droit antérieur de la cuisse, jambier antérieur*). Pas de lésion appréciable. Quelques faisceaux du droit antérieur présentent de nombreuses et fines granulations de graisse, avec accumulation dans les interstices interfasciculaires, de graisse souvent à l'état d'épanchement, non renfermée dans des cellules (lésion très probablement cadavérique).

Obs. V. — Étude du système nerveux et des muscles d'une malade de 73 ans, morte en 1901 dans le service de M. le Pr Raymond.

Parkinsonienne du type de flexion, à un stade avancé, mais non cachectique; la malade se levait peu de temps avant sa mort, survenue après une huitaine de jours d'alitement; cause de la mort inconnue.

Pas de détails sur l'autopsie. Les centres nerveux et plusieurs muscles ont été conservés dans le formol, jusqu'à ce jour : plusieurs nerfs ont été fixés par l'acide osmique.

Examen histologique.

Centres nerveux. — Pas de lésion dégénérative apparente par les méthodes de Pal ou de Marchi; quelques fibres semblent manquer, par places, dans les racines antérieures de la moelle, à plusieurs niveaux.

Par la méthode de Nissl, chromatolyse et pigmentation des cellules de la moelle lombaire; lésions semblables très légères dans les régions dorsale et cervicale : rien dans le cerveau, cervelet, bulbe et protubérance.

Quelques éléments arrondis entourent le canal de l'épendyme, dans la moelle lombaire, dont les vaisseaux sanguins sont un peu dilatés, à parois peut-être légèrement épaissies.

Pas de lésion appréciable dans un *ganglion spinal* de la région cervicale.

Aucune lésion nette des *muscles* examinés: *fléchisseur commun des doigts, quadriceps fémoral, jambier antérieur*, ni des *nerfs, médian, cubital, sciatique, crural, jambier et tibial antérieur.*

CHAPITRE II

RÉSUMÉ DES PRINCIPALES LÉSIONS OBSERVÉES DANS LA MALADIE DE PARKINSON. — ÉTUDE CRITIQUE

Dans un précédent travail (*Gaz. des Hôpitaux*, 1903, n° 71, p. 720-725), nous avons passé en revue, par ordre chronologique, les travaux concernant l'anatomie pathologique de la maladie de Parkinson, publiés soit en France, soit à l'étranger, depuis les leçons de Charcot jusqu'à nos jours. Renvoyant à ce travail pour plus amples détails, nous résumerons brièvement les résultats positifs.

Tout d'abord, il faut mettre à part 7 autopsies, dans lesquelles existait une tumeur volumineuse, située, soit dans les couches optiques, soit dans la région pédonculaire; ce sont les faits de Leyden (sarcôme), Boucher (tumeur ostéo-fibreuse), Bouchut, Mendel, Blocq et Marinesco (tubercule), Dutil (gliôme), Leroux (tumeur de nature indéterminée), 3 de ces faits (Leyden, Bouchut, Mendel) se rapportent à des enfants.

Nous ne nous arrêterons pas à discuter l'interprétation de ces observations; l'absence, dans l'immense majorité des cas, de toute lésion appréciable à l'œil nu, montre qu'il ne s'agit là, que de faits exceptionnels.

Divers auteurs ont trouvé des lésions des centres nerveux, soit dans la *région bulbo-protubérantielle*, soit dans le *cerveau*, soit dans la *moelle;* quelle est la signification de chacune d'entre elles ?

a) Les lésions *bulbo-protubérantielles* sont notées par 3 auteurs seulement : Ordenstein (1) trouve, dans un cas, les pédoncules ramollis et atrophiés. Etat lacunaire de la protubérance. La substance grise du bulbe présente quelques points d'un piqueté rouge. Les faisceaux antérieurs sont presque ramollis et hyperhémiés. Les olives ont une consistance cornée, et sont vascularisées.

Luys (1) constate, dans un cas, une induration bulboprotubérantielle due à une sclérose interstitielle, avec hypertrophie des grandes cellules de la protubérance.

Cette année même, Carrayrou (2) constate, dans 7 cas, la dilatation variqueuse des vaisseaux du bulbe et de la protubérance, avec de petits foyers hémorrhagiques.

Jaccoud et Borgherini considèrent la maladie de Parkinson comme étant due à une lésion *protubérantielle*. Au nom de la clinique, M. Brissaud a émis l'hypothèse d'une lésion du *locus niger de Sœmmering*, et

1. Ordenstein. *Th. Paris*, 1867, obs. I.
1. Luys. *Soc. de Biologie*, 1880.
2. Carrayrou. *Th. Paris*, 1903.

Vires (*Leçons cliniques*, 1900) incrimine une lésion des « neurones bulbo-cérébello-protubérantiels ».

Nous avons soigneusement étudié, dans nos 5 cas, le bulbe, la protubérance et les pédoncules; sans y trouver, à l'aide des méthodes de Weigert-Pal et de Marchi, aucune lésion dégénérative ancienne ou récente, ni, à l'aide de la méthode de Nissl, aucune lésion cellulaire. Sur d'autres préparations colorées par l'hématéine-éosine-orange, la solution de Van Gréson, ou la toluidine, nous n'avons pu déceler aucune lésion des vaisseaux sanguins, pas la moindre trace de sclérose; en particulier, rien de spécial pour le locus niger ou le noyau rouge.

b) Quelques autres auteurs ont signalé des *lésions corticales;* Philipp (1), dans un cas, ne trouve aucune lésion médullaire, mais seulement des lésions, d'intensité moyenne, des cellules de l'écorce cérébrale, à l'aide de la méthode de Nissl. Etant donné la possibilité d'une forme hémiplégique de la maladie, il conclut à son origine corticale. Wollenburg (2) arrive à la même conclusion.

Burzio (3) constate, dans un cas, la sclérose des cordons postérieurs (surtout du faisceau de Burdach), avec pigmentation des cellules des cornes antérieures, corps amyloïdes nombreux, occlusion du canal central, et dans le lobule paracentral, raréfaction des fibres à

1. PHILIPP. *Deutsche Zeitschr. f. Nervenheilk*, 1899.
2. WOLLENBURG. *Nothagel's spéciale Pathol. und. Therapie*, 1899.
3. BURZIO. *Ann. d. fren. e scienz. Turin*, 1902, p. 151.

myéline, disparition presque complète des fibres tangentielles. Dans un autre cas, épaississements de l'arachnoïde au niveau de la région dorsale postérieure et des faisceaux pyramidaux; lésions des cellules de la moelle; atrophie et sclérose des ganglions rachidiens; dans le cerveau, raréfaction des fibres tangentielles de la zône motrice; lésions cellulaires corticales, par la méthode de Nissl; par celle de Golgi, état variqueux des prolongements. L'auteur pense que l'atrophie des faisceaux pyramidaux et les lésions corticales peuvent expliquer la rigidité; les lésions des cordons postérieurs, les troubles de la sensibilité et de l'équilibre.

Nous n'avons constaté aucune lésion corticale, dans nos 5 cas; par la méthode de Nissl, aucune lésion cellulaire; dans un cas, nous avons étudié les noyaux gris centraux, sans y trouver de lésions. Par la méthode de Weigert-Pal, aucune lésion dégénérative. Afin de ne laisser échapper aucune de ces dernières, nous avons, dans 1 cas, étudié un hémisphère entier, sur des coupes horizontales, intéressant toute l'épaisseur, du cerveau, et traitées, les unes, par la méthode de Pal, d'autres, par l'hématéine-éosine. Nous n'avons constaté aucune lésion appréciable, ni des fibres, ni des vaisseaux, ni des noyaux gris centraux, par ces méthodes.

c) Un plus grand nombre d'auteurs ont constaté des *lésions médullaires*, mais leurs résultats ne concordent pas entre eux.

En 1874, Murchison Lange constate, dans 3 cas, des lésions de ramollissement, avec hyperplasie conjonctive des cordons latéraux. En 1878, Dowse constate des lésions analogues. Nous n'insisterons pas sur ces constatations, demeurées isolées.

Demange, Sander, Karplus, ne font que mentionner des lésions médullaires, qu'ils attribuent à la sénilité. Walbaum les considère comme banales, et fait, de la maladie de Parkinson, une névrose; Dubief (1) et Borgherini (2) trouvent que la sénilité y est précoce et exagérée. Les lésions, attribuées à la sénilité par ces différents auteurs ressemblent singulièrement aux lésions de myélite légère localisée surtout dans la substance grise, constatées dans 3 cas en 1871 par le Professeur Joffroy, et qui, d'après cet auteur, se retrouvent dans beaucoup d'affections nerveuses, le tétanos, en particulier.

Koller (3), puis Redlich (4) ont observé la sclérose des tuniques artérielles, et de la sclérose périvasculaire, surtout dans les cordons postérieurs. Redlich, qui a trouvé ces lésions dans 7 cas, en fait le substratum anatomique de la maladie et les dit beaucoup plus accentuées que dans la sénilité simple. Il s'agit, d'après lui, d'une véritable endo et périartérite chroniques, avec propagation aux tissus voisins, et peut-

1. Dubief. *Th. Paris*, 1886.
2. Borgherini. *Riv. sperim. de frenatr*, 1880.
3. Koller. *Arch. pathol. Anat.*, 1892.
4. Redlich. *Jahrb. f. Psychiatr*, 1891.

être même, réaction inflammatoire, par suite des troubles de la nutrition de la moelle.

D'autres, signalent des *lésions cellulaires;* Caterina (1) décrit des lésions de chromatolyse, qu'il compare à celles observées dans quelques maladies infectieuses et dans l'intoxication par la morphine; ces lésions, prédominantes dans la moelle, se retrouvent dans le cerveau. Dana (2) signale des lésions cellulaires du cerveau, mais surtout de la moelle, avec destruction partielle des dendrites, à laquelle il attribue une certaine importance.

Ajoutons que, tandis que M. Raymond (3) sur 6 cas, et De Grazia (4) dans un autre, ne constatent que des lésions insignifiantes, Furstner (5) recherche en vain les lésions décrites par Redlich et conteste leur valeur, d'autant plus, dit-il, qu'on les retrouve dans d'autres maladies. M. Ballet (6) les retrouve, dans un cas, où il signale, en outre, des lésions des cellules de la moelle, avec fragmentation des prolongements, altération qu'il attribue, avec raison, aux manipulations.

Telles sont les altérations qu'on a signalées dans la moelle. Voici ce que nous avons constaté dans nos 5 cas.

Une fois (obs. III), ébauche de sclérose des cordons de Goll; la même lésion est douteuse dans l'obs. IV et manque dans les 3 autres.

1. CATERINA, *Rivista di patol. nerv. e ment.*, août 1898.
2. DANA. *Amer Journ. of the med. sciences*, novembre 1899.
3. RAYMOND. *Th. Paris*, 1876.
4. DE GRAZIA. *Riforma medica*, 1895, n° 70.
5. FURSTNER. *Arch. fur Psych*, 1898.
6. BALLET. *Soc. méd. des Hôpitaux*, 21 juin 1898.

Une fois (obs. III), sclérose superficielle, tout à fait insignifiante.

Les vaisseaux sanguins ont des parois un peu épaisses et fibreuses, dans 2 obs. (II et IV), mais il s'agit de malades atteintes de sclérose polyviscérale; même dans ces cas, nous n'avons pas trouvé trace de la sclérose périvasculaire de Redlich.

Dans les obs. III, IV, V, nous trouvons des lésions cellulaires (chromatolyse, pigmentation, état globuleux) localisées presque uniquement dans la région lombaire. Nous n'attachons aucune espèce d'importance à ces lésions, qui peuvent fort bien être produites par l'infection due à l'escarre sacrée dont ces malades étaient porteurs, d'autant plus qu'elles n'existent guère que dans la partie inférieure de la moelle; on ne les retrouve pas dans la région cervicale, ni dans les centres nerveux supérieurs.

La présence de quelques cellules arrondies autour du canal épendymaire, l'oblitération de ce dernier ne sont pas constantes dans nos 5 cas, et constituent des lésions que leur banalité rend sans importance.

En résumé, aucune des lésions signalées dans les centres nerveux n'a été retrouvée, par nous, dans tous nos cas: les altérations que nous y constatons sont des lésions banales, peu accentuées et, surtout pas constantes dans les 5 cas.

Nous n'avons rien trouvé d'anormal dans de petits fragments des lobes cérébelleux; aucune lésion cellulaire, pas de lésion dégénérative des fibres.

Mêmes résultats négatifs pour les ganglions spinaux, que nous avons examinés. Rien à noter dans les ganglions semi-lunaires et le ganglion cervical inférieur du grand sympathique, non plus que dans le tronc de ce nerf, ou dans le grand splanchnique.

Nous avons étudié dans chaque cas, un certain nombre de nerfs, des membres (tronc, branches musculaires ou cutanées) sans y trouver aucune lésion constante. Dans un cas (obs. III), légère sclérose des nerfs et des racines; dans un autre (obs. I), elle prédomine au niveau des extrémités.

Quant aux *lésions des muscles*, nous n'insisterons pas sur la théorie myopathique, formulée par Blocq dans son article du *Manuel de Médecine;* depuis que cet auteur a attiré l'attention sur les lésions musculaires, Sass (1) trouve, à l'autopsie d'un parkinsonien de 73 ans, des fibres musculaires plus ténues et plus riches en noyaux que dans l'atrophie sénile simple; Schwenn (2), à l'autopsie d'un malade de 38 ans, parkinsonien depuis 7 ans, et mort de pneumonie, ne constate, outre des lésions d'infection récente, que des lésions musculaires, consistant en prolifération intense des noyaux conjonctifs interstitiels sans cellules rondes.

Joffroy, Vesselle, Pierret, avant Blocq, et, plus récemment, Dana, n'ont constaté que des lésions de sclérose musculaire; la biopsie pratiquée, dans un cas,

1. Sass. *Méd. Wochen*, St-Pétersbourg, 18 mai 1891.
2. Schwenn. *Deutsch Arch. f., Klin. méd.*, 1901.

par De Buck et Demoor (1) ne leur a permis de constater aucune lésion.

Dans nos 5 cas, nous constatons les lésions musculaires suivantes :

Deux fois (obs. III et IV) de nombreuses granulations graisseuses, n'empêchant pas de voir la striation, et une accumulation considérable de graisse, en grande partie libre, non enfermée dans des cellules, dans les intervalles interfasciculaires. Ces lésions, qui rappellent celles de l'intoxication par le phosphore, dépendent assurément de l'infection terminale, et, pour une bonne part, de la cadavérisation.

Dans un cas (obs. II), notable multiplication des noyaux surtout accentuée dans le droit antérieur de la cuisse et dans le fléchisseur commun superficiel des doigts, qui étaient diminués de volume d'une façon considérable. Mêmes lésions, moins intenses dans l'obs. I, avec, en plus, légère sclérose; ici encore, les muscles étaient très amaigris.

Enfin, dans l'obs. V, aucune lésion appréciable.

En définitive, les lésions des muscles consistent en une prolifération des noyaux interstitiels, notable à la période terminale de la maladie, et qui peut s'accompagner d'un léger degré de sclérose; ces lésions nous ont semblé d'intensité parallèle au degré de l'amaigrissement des masses musculaires; on les retrouve dans d'autres affections du système nerveux, s'accompagnant d'atrophie musculaire.

1. De Buck et Demoor. *Ann. de la Soc. méd. de Gand*, juin 1899.

Ainsi donc, l'anatomie pathologique n'a encore montré aucune lésion constante, qui permette d'expliquer tous les symptômes morbides. Cependant, on ne saurait considérer comme une *névrose* une maladie dont les symptômes sont aussi constants, et la marche aussi fatalement progressive, aboutissant toujours à la mort. D'autre part, considérer la maladie de Parkinson, non comme une entité morbide, mais comme un syndrôme ainsi que le veut le professeur Teissier (de Lyon), ce n'est pas résoudre le problème, mais seulement le déplacer, puisque, dans la majorité des cas, les nôtres, par exemple, la cause génératrice du syndrôme échappe complètement.

On a tenté, récemment, d'incriminer une infection ou une intoxication comme cause de la maladie : les troubles de la nutrition générale, que nous avons observés dès le début de la maladie, avant même l'apparition des premiers symptômes, sont peut-être en faveur de cette hypothèse : il resterait à déterminer la nature de cette infection ou intoxication, et à montrer comment elle donnerait naissance aux symptômes qui caractérisent la maladie de Parkinson : Lundborg (1) a, récemment, émis l'hypothèse d'une dystrophie par mauvais fonctionnement du corps thyroïde et essayé, sans succès, d'ailleurs, l'opothérapie thyroïdienne chez 2 parkinsoniens. Pour vérifier cette hypothèse, nous avons, dans 4 cas, soigneusement

1. Lundborg. *Deutsche Zeitschr. f. Nervenheilk*, 1901, t. XIX, p. 208.

étudié le corps thyroïde : d'aspect normal, à l'autopsie, il apparaissait, dans les 4 cas, indemne de lésions au microscope; toujours nous avons constaté de grandes vésicules, revêtues par une couche de petites cellules, et distendues par de la substance colloïde, qui se retrouvait, plus dense, dans les lymphatiques. Les préparations, comparées avec des coupes de corps thyroïde provenant de sujets sains, nous ont paru absolument semblables.

Ajoutons que la rate et les capsules surrénales ne présentaient aucune altération spéciale.

RÉSUMÉ ET CONCLUSIONS

RECHERCHES CLINIQUES

I. — Le *tremblement parkinsonien* est sujet à de nombreuses variations, portant, non seulement sur le sens des oscillations, mais aussi sur leur rapidité et leur amplitude, enfin sur leur localisation (oscillations de l'ensemble d'un segment de membre, oscillations individuelles des doigts). Les mouvements le calment, chez certains malades, l'exagèrent chez d'autres, ne le modifient pas, dans un certain nombre de cas : l'influence qu'ils exercent sur lui peut varier suivant la nature et l'amplitude du mouvement. Enfin, le tremblement peut, au cours de la maladie ou disparaître pendant plusieurs mois, ou changer de caractère.

II. — La *rigidité musculaire*, qui semble débuter, de préférence, par les biceps, les muscles de l'avant-bras, et ceux des cuisses, s'accompagne, en général, de l'exagération des réflexes tendineux, pour les muscles rigides, le réflexe cutané plantaire demeurant normal. Souvent, on constate une légère diminution de la contractilité faradique et galvanique des nerfs et des muscles, avec légère augmentation de la résistance électrique.

Elle détermine la lenteur et la gêne des mouvements, et, souvent, de l'affaiblissement des muscles qu'elle envahit, affaiblissement marqué dès le début.

Nous n'avons observé la pulsion que dans les cas où la rigidité était manifeste. Enfin, outre l'attitude vicieuse et les déformations des membres qu'elle produit, la rigidité engendre des déviations rachidiennes, dont le sens (cyphose, lordose, scoliose) varie suivant sa répartition. D'abord réductibles, ces déformations des membres et du tronc deviennent ensuite irréductibles, par suite des rétractions musculo-tendineuses dues aux progrès de la rigidité.

III. — Tandis que les *douleurs* sont fréquentes, dès le début de la maladie, les *troubles objectifs de la sensibilité*, signalés par divers auteurs, nous paraissent rares et peu nets. Les troubles *vaso-moteurs* et les *troubles encéphaliques* (troubles psychiques, plus rarement vertiges, céphalées, troubles oculaires), apparaissent dès le début.

Nous avons observé, chez 19 malades (sur 32) des *troubles de la nutrition générale*, survenant, souvent, dès le début de la maladie, ou même, avant les premiers symptômes. Ils existent, d'ordinaire, pendant les périodes d'aggravation de la maladie, qui souvent redevient stationnaire dès que l'état général s'améliore.

IV. — C'est là une précieuse indication pour le *traitement* qui doit remplir les deux indications suivantes:

1° *atténuer les symptômes*, surtout par les agents physiques (massage, électricité, bains) plutôt que par les médicaments (hyoscine, scopolamine, valérianate d'ammoniaque); 2° *améliorer la nutrition générale* (arsenicaux, sérum de Trunecek).

RECHERCHES ANATOMO-PATHOLOGIQUES

L'étude minutieuse des différentes régions du *névraxe* (cerveau, cervelet, pédoncules, bulbe et protubérance moelle, nerfs, système sympathique, ganglions spinaux) des *muscles* et des *viscères* (en particulier *corps thyroïde* et *capsule surrénale*) ne nous a permis de constater aucune lésion constante dans tous les cas, et capable d'expliquer tous les symptômes. Dans deux cas, nous avons trouvé des lésions musculaires d'ordre banal, et qui nous paraissent liées à la diminution des masses musculaires, pendant la période terminale de la maladie. Quant aux altérations signalées par les divers auteurs, elles sont inconstantes et, pour la plupart, à notre avis, sans importance pour la pathogénie de la maladie.

FIN

TABLE DES MATIÈRES

DEUXIÈME PARTIE

Recherches anatomo-pathologiques

Imp. Charles Bodin et Cie, 25-27, Boulevard Pasteur, Paris (XV)

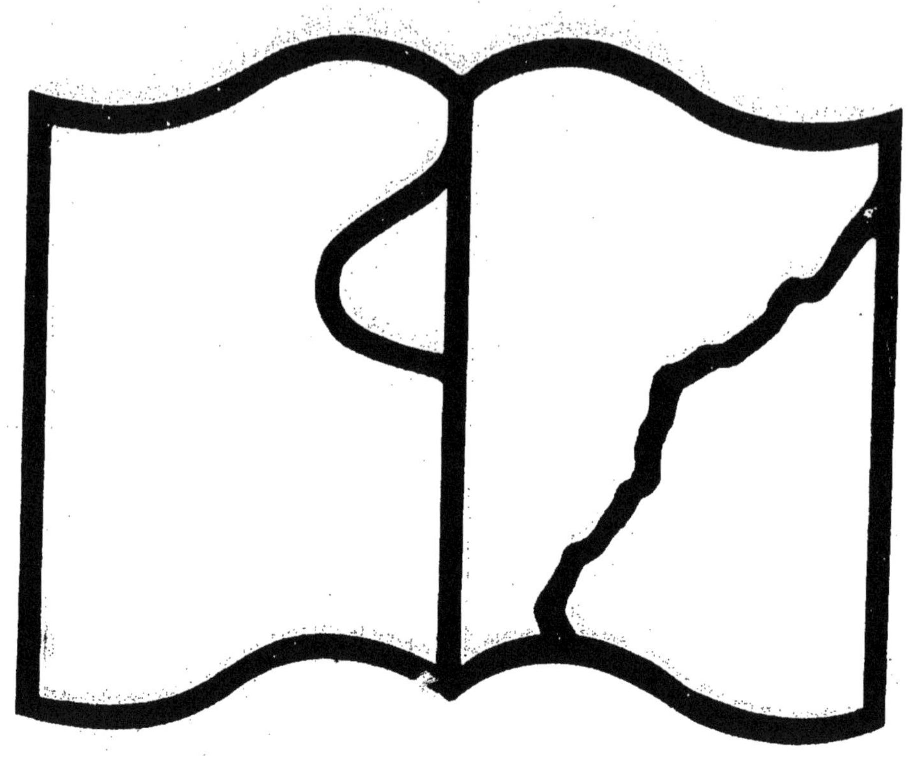

Texte détérioré — reliure défectueuse

NF Z 43-120-11

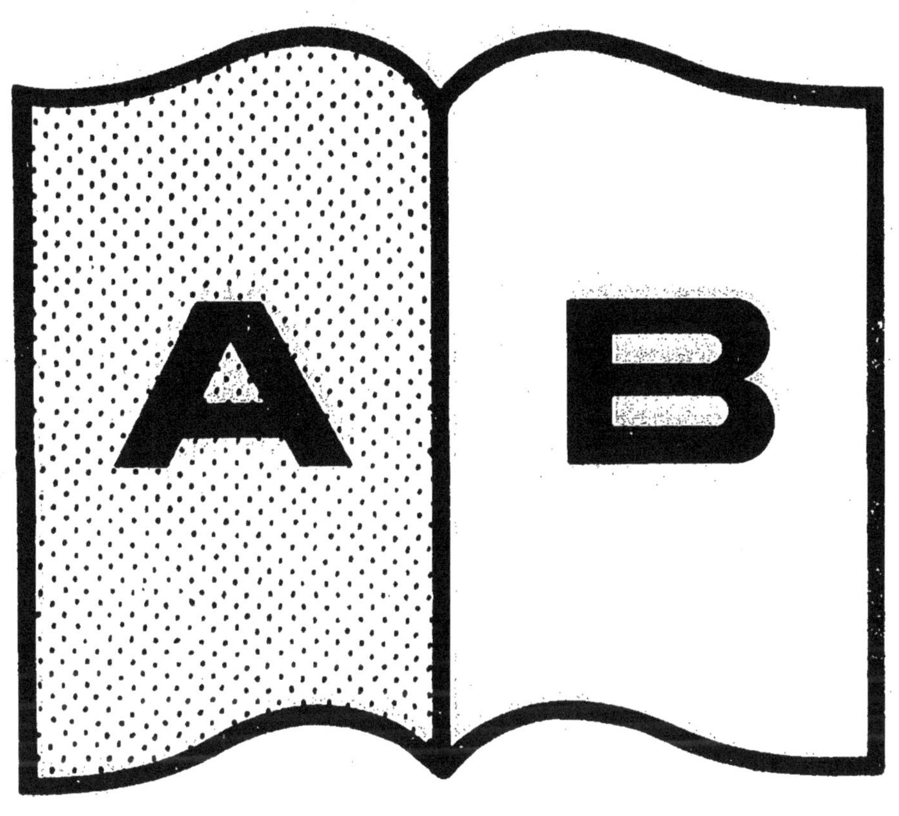

Contraste insuffisant

NF Z 43-120-14

www.ingramcontent.com/pod-product-compliance
Ingram Content Group UK Ltd.
Pitfield, Milton Keynes, MK11 3LW, UK
UKHW012241240726
13966UKWH00003B/1208

9 782013 538923